놀라세요!
3분 기적

허리혁명

여영만 지음

도서출판 정담

머리말

AM요법은 경혈 한 개로 틀어진 골반을 교정하고, 동시에 허리통증을 잡아주는 감히 허리치유혁명이라 하겠다. 허리통증은 일반적으로 누구나 일상생활에서 한번쯤 경험할 수 있는 질환이다.

AM요법은 허리와 골반의 아픈 부위에 따라 진단 하고, 치유도 할 수 있으며, 가정과 직장 및 어느 장소에서도 자가 치유가 가능하다.

의학 지식이 없는 일반인도 쉽게 배울 수 있는 자가진단법과 혈자리 잡는 법 그리고 운동요법으로 구분하였으며 환자 자신이 사진과 삽화를 통해 자신의 통증을 동작에 따라 할 수 있도록 상세하게 설명하였다.

무엇보다도 카이로프랙틱, 추나요법, 침법 등 각종요법에 비하여 틀어진 골반과 허리통증 치유효과가 월등히 뛰어나며, 무엇보다도 누구나 동작을 쉽게 할 수 있다는 특징이 있다.

이 요법은 저자가 최초로 개발한 것으로써 그동안 수많은 임상을 통해 치유효과를 검증한 요법으로써 침, 뜸, 카이로프랙틱, 마사지, 지압 등 각종 수기요법과는 차별화된 독특한 치유효과를 자랑하고 있다.
이책 저자로써 AM요법을 통해 남녀노소의 모든 연령층의 사람들이 허리와 골반통증의 고통에서 벗어나는데 큰 축이 될 수 있도록 정열을 다하여 보급할 것을 다짐한다.

이 책 발간에 모든 노력을 기울여 주신 도서출판 정담 김정찬 대표, 편집팀장 최민수 님, 일러스트레이션 정석환 님 모두에게 진심으로 감사한다.

한의학 박사 여 영 만

차례

허리, 골반통증 왜! 생기는가

특 징

진 단

치 료

경혈, 경락과 오장육부

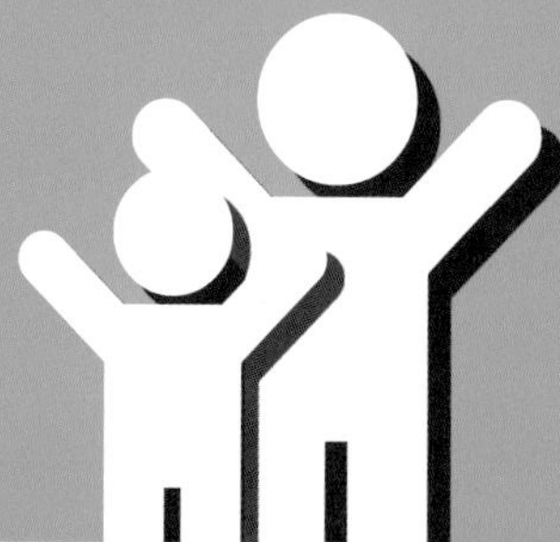

1 허리, 골반통증 왜! 생기는가

허리, 골반통증은

- 척추(허리뼈)의 틀어짐,
- 허리뼈 부위의 근육과 인대 손상,
- 골반의 틀어짐,
- 노화에 따른 근력 저하,
- 신장 기능의 약화로 생긴다.

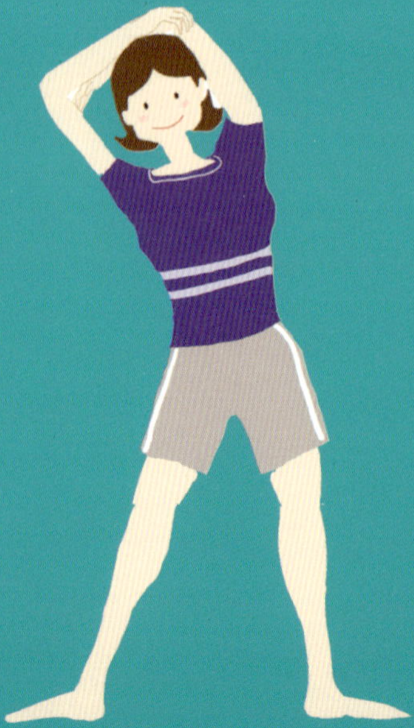

우리 몸을 바로 잡아주는 척추와 골반

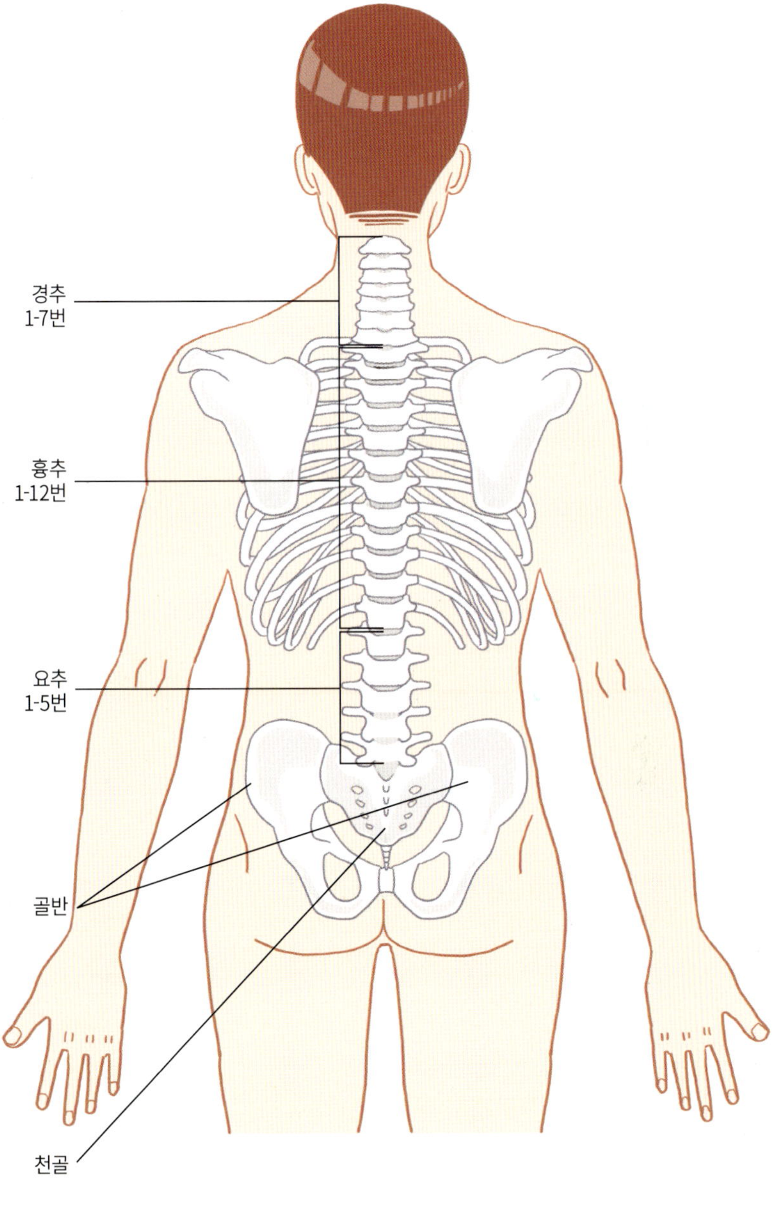

01 허리와 골반통증

1) 골반이 틀어지면 왜! 허리뼈도 틀어질까

골반은 허리뼈 아래 하트 모양으로 생긴 큰 골격으로
허리뼈와 연결되어 있다.
골반은 체중을 지탱하고, 고관절과 연결되어
걷고 뛰는 움직임을 수행한다.

골반은 허리뼈를 받쳐주는 토대이므로,
골반이 틀어지면 허리뼈도 같이 틀어지게 된다.

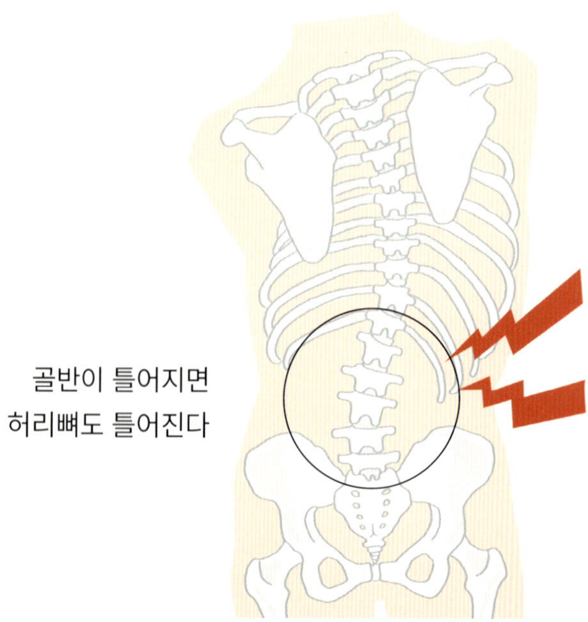

2) 허리뼈(요추), 골반이 틀어지면 왜! 허리, 골반에 통증이 발생할까

척추나 골반이 틀어져 몸이 한쪽으로 기울어지면
추골과 추골사이의 간격이 좁아진다.
이로 인해 척수신경이 지나가는 길을 디스크가 눌러 허리에 통증이 발생한다.

또한 인체의 척추는 말초신경계의 척수신경과 밀접하게 관련되어 있기 때문에
척추가 틀어져 디스크가 신경을 압박하면,
그 신경과 연결되어 있는 장기에도 나쁜 영향을 준다.

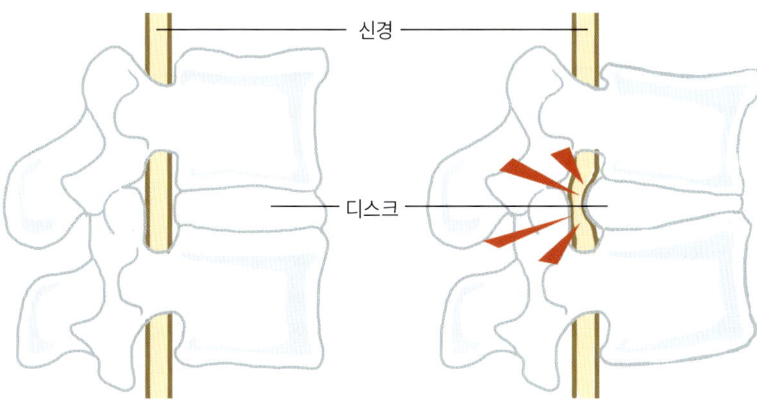

정상적인 디스크

척추 틀어짐으로
디스크가 눌려
신경을 압박한다.

골반은 전후좌우 움직임이 유연한 관절로써

틀어지기 쉬운 관절이다.

몸통을 좌우로 회전하고,
허리를 앞으로 숙이고 뒤로 젖힐 때,
골반도 함께 사방으로 움직이면서 체중을 지탱한다.

골반은 전후, 좌우로 움직이는 관절이기 때문에
여러 방향으로 틀어질 수 있다.

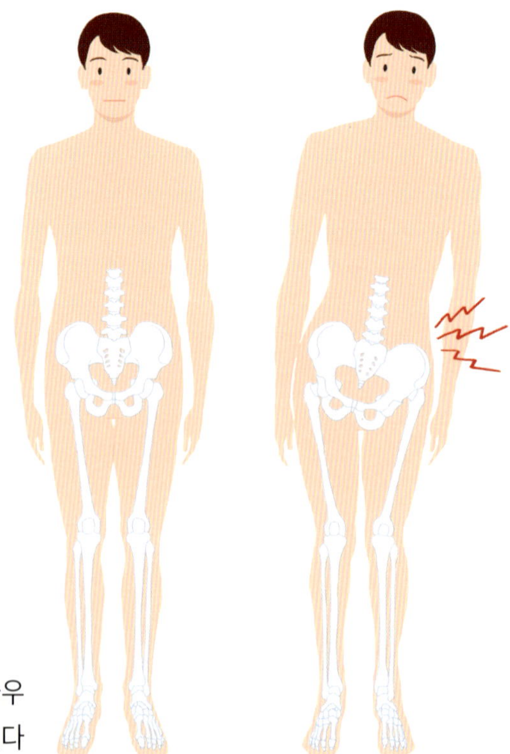

골반은 전후, 좌우
여러 방향으로 틀어질 수 있다

척추와 골반이 틀어진 상태로 오래 지속되면

처음에는 단순한 허리통증에서
골반통증으로 발전한다.

심하면
다리까지 이어지는 좌골신경통으로 진행된다.

더욱 심하게 되면
다리에 통증과 함께 저리거나 감각이 없게 되며
시린 증상이 나타난다.

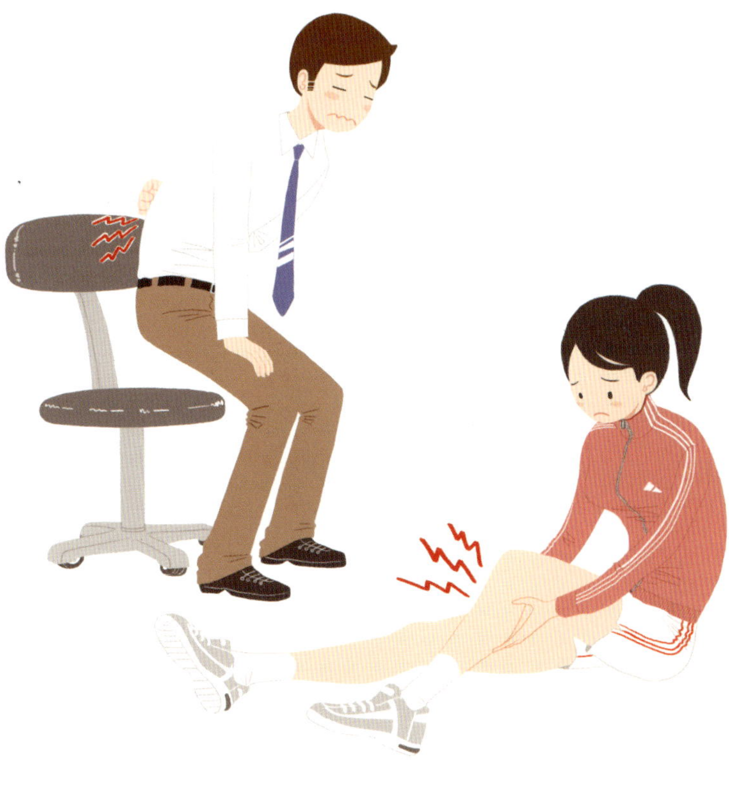

3) 척추의 근육이나 인대가 손상되면 왜! 허리통증이 발생할까

근육이나 힘줄(건), 인대 어느 한쪽이 손상되면
신체의 균형이 무너져 척추가 틀어지게 된다.

이때 추골과 추골 사이의 간격이 좁아져
디스크(물렁뼈)가 척수신경을 누르면
그 부위에 통증이 발생한다.

다시 말하면 척수신경의 요신경이 지나가는 길을
디스크가 압박하기 때문에 허리에 통증이 발생하는 것이다.

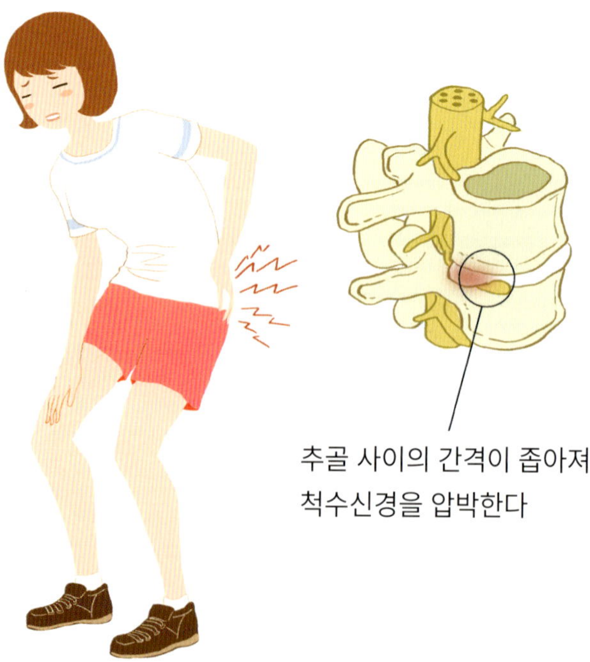
추골 사이의 간격이 좁아져
척수신경을 압박한다

근육, 힘줄(건), 인대의 역할

우리 몸을 바르게 세워주는 것은 척추의 역할이다. 그러나 이러한 척추를 바르게 설 수 있도록 받쳐주고 원활하게 움직일 수 있도록 하는 것은 근육, 근육과 뼈를 연결해 주는 힘줄(건), 뼈와 뼈 사이를 연결해 주는 인대의 역할이다.

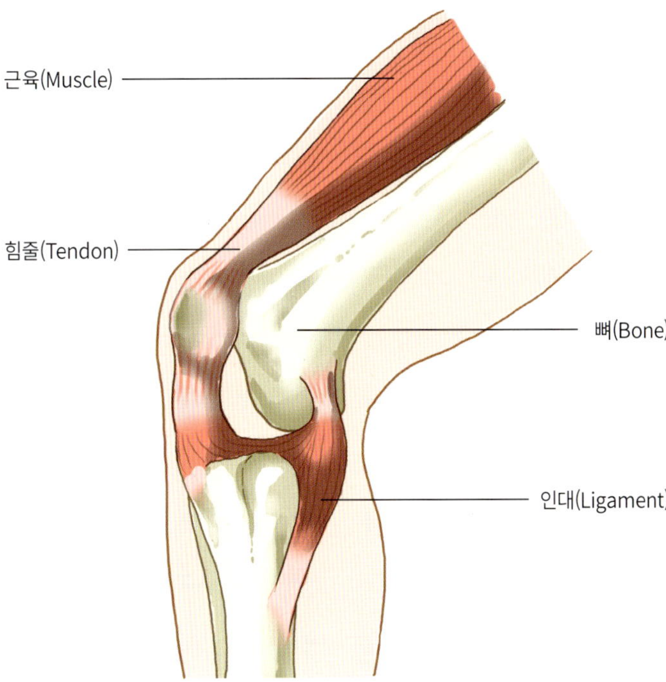

4) 신장 기능이 약해지면 왜! 허리통증이 발생할까

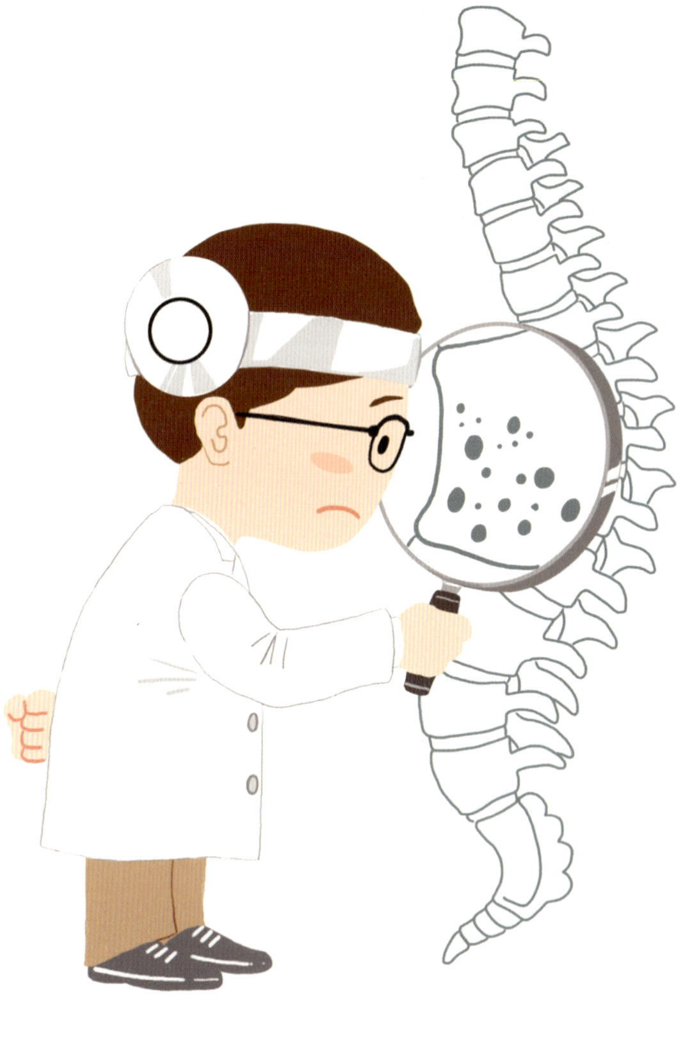

신장의 기능이 떨어지면 뼈도 약해지게 된다

우리 몸의 각 기능은
오장육부와 관련되어 있다.

- 심장은 혈압과 관련이 있고,

- 폐는 호흡기계와 관련이 있으며,

- 허리는 신장과 관련이 있다.

그러므로 신장 기능이 약해지면
허리에 통증이 발생하게 된다.

또한 신장은 우리 몸의 뼈를 주관하기 때문에
신장의 기능이 저하되면
허리뼈나 엉덩뼈가 약해져 허리에 통증이 발생한다.

5) 나이가 들어 인체의 기능이 약화되면 왜! 허리통증이 발생할까

나이가 들어 오장육부의 기능이 약해지면
간 기능이 저하되어 간이 주관하는 근력이 약화된다.

인체에 뼈는 우리 몸을 바르게 하고
이 뼈를 지탱하고 움직이게 하는 것은 근력이다.

척추를 잡아주는 척추기립근
(최장근, 장늑근, 극근, 다열근 등)의
근력이 약해지면
추골과 추골 사이의 간극이 좁아져
척수신경의 요신경이
디스크를 압박하여 허리에 통증이 발생한다.

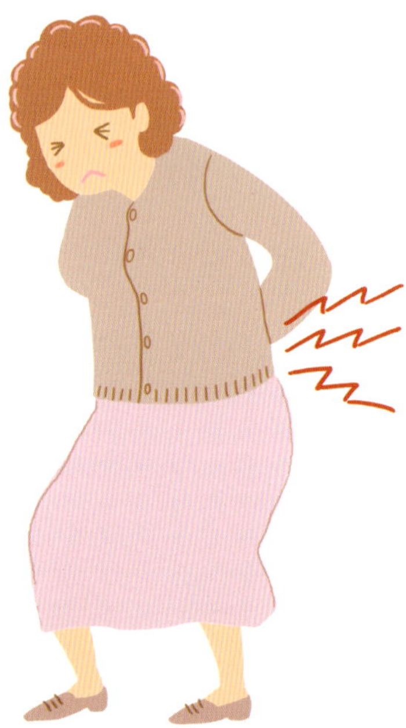

나이가 들면 척추를 지탱하는
척추기립근의 근력이 떨어져
척추를 잘 지탱하지 못한다.

허리·골반 통증의 병원, 한의원의 치료

병원 치료

허리뼈가 틀어져 신경이 지나가는 길에 디스크(물렁뼈)가 압력을 받아 발생한 통증치료는 먼저 틀어진 척추를 바로잡아야 한다.

그러나 병원치료는 주로 진통제, 소염제, 근육이완제 등의 약물요법과 수술요법으로 통증을 치료한다.

이러한 치료는 일시적인 진통 효과가 있지만, 틀어진 뼈를 바로잡아주지 않았기 때문에, 일정 기간이 지나면 다시 통증이 재발한다.

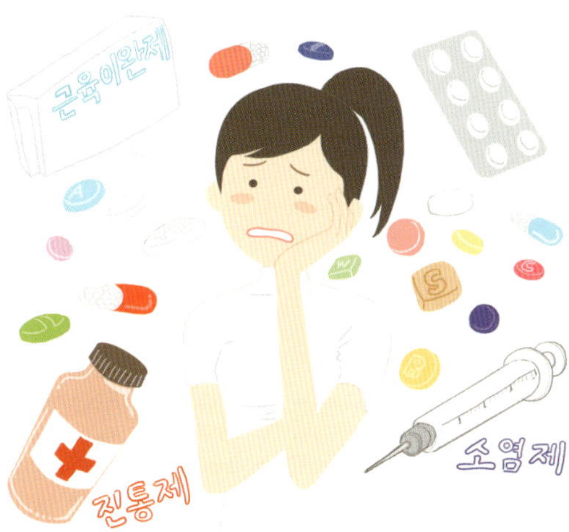

한의원 치료

한의원에서는
허리와 골반 통증에 주로 침과 뜸
그리고
부항(附缸)과 사혈(瀉血)로 치료한다.

이 치료는 기혈을 소통시켜 통증을 완화시킨다.
그러나

틀어진 뼈를 바로잡아주지 않았기 때문에,
일시적인 진통 효과가 있지만,
일정 기간이 지나면 다시 재발한다.

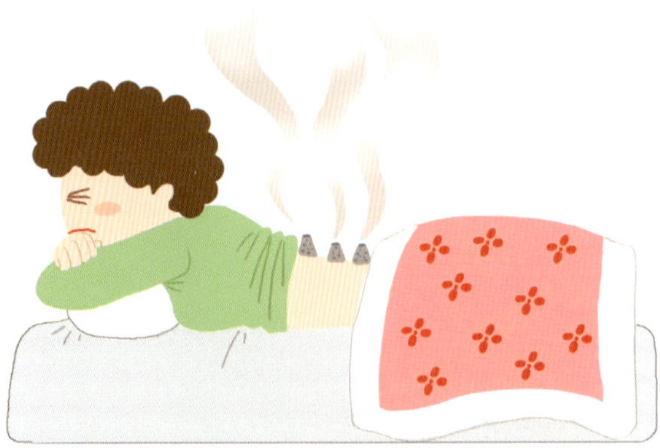

100세 건강시대

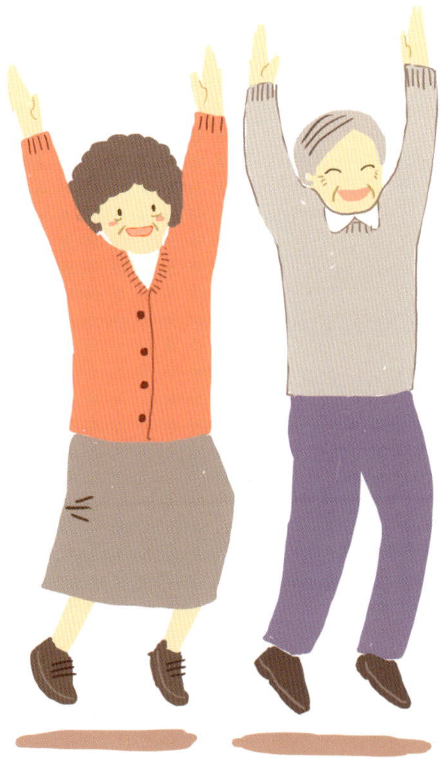

02 허리에 나쁜 자세와 좋은 자세

1) 체중을 한 쪽 다리에 싣는다

나쁜자세

골반이 틀어지면 양쪽 다리의 길이가 차이가 나며 짧은쪽 다리로 몸의 중심이 이동하게 된다.

무의식중에 짧은쪽 다리로 몸의 중심이 기울어지며 이 동작이 반복되면 골반이 더 틀어지게 되어 허리와 골반 통증을 일으키는 원인이 된다.

좋은자세

골반이 틀어지면 한 쪽으로 몸이 기울어지기 때문에 양쪽 다리에 체중을 고르게 실리는 자세를 취하여 허리와 골반이 균형을 이루도록 해야한다.

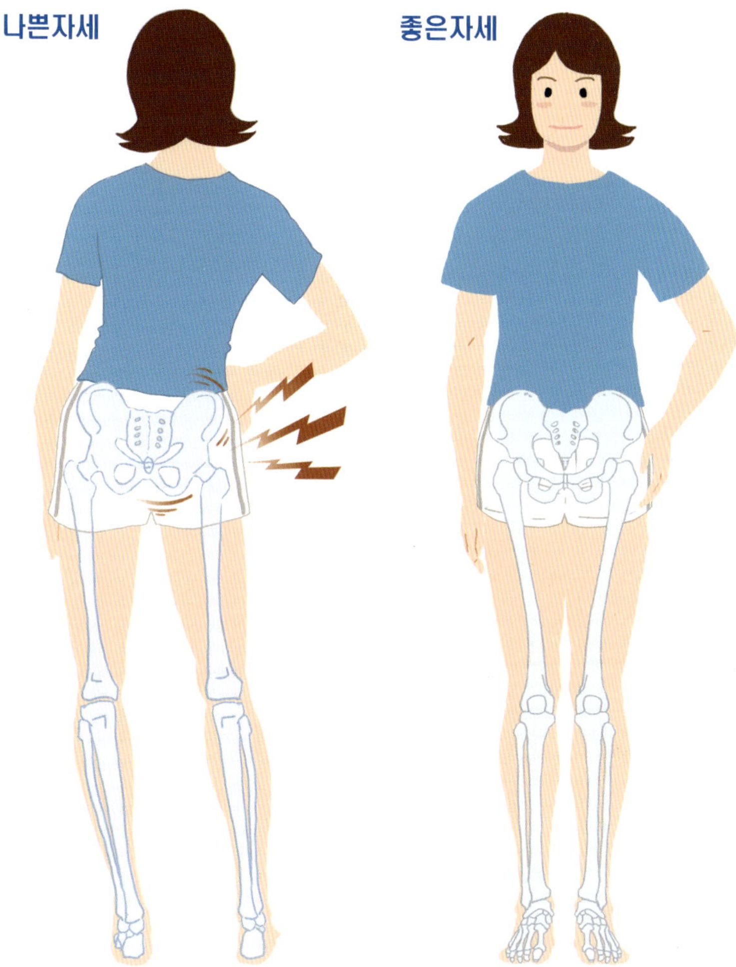

체중을 한 쪽 다리에
실고 서는 자세

양쪽 다리에 체중이
고르게 실리는 자세

2) 다리를 꼬고 앉는다

나쁜 자세

골반이 틀어지면 의자에 앉을때 자신도 모르게 다리를 꼬고 앉는다.

일반적으로 올리는 쪽의 다리가 길며, 대개 이쪽 허리와 골반에 통증이 발생한다.

좋은 자세

엉덩이와 허리를 의자에 가깝게 대고 양발이 바닥에 닿도록하여 앉는다. 이때 무릎과 허리 각도가 90°을 유지하도록한다.

나쁜자세

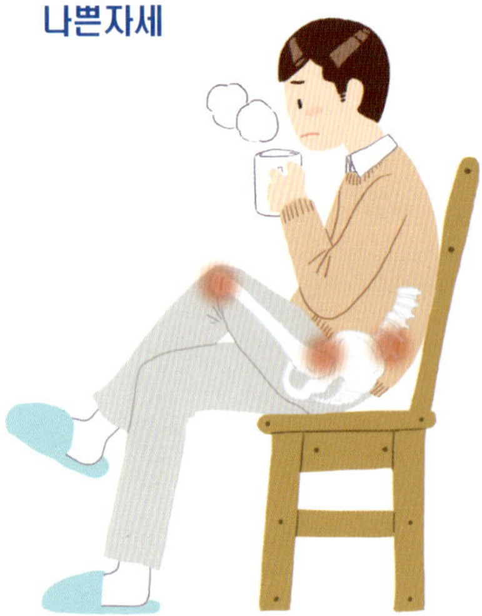

올리는 쪽의 다리가 길며,
통증도 이 곳에서 발생하게 된다

좋은자세

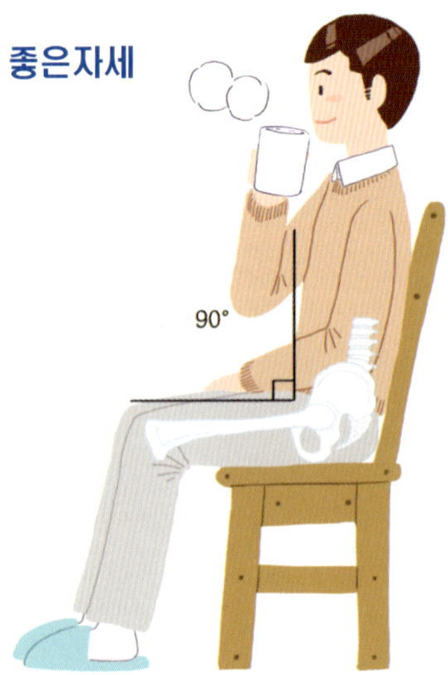

무릎과 허리의 각도가 90도가
되는 것이 이상적인 자세

3) 항상 같은 쪽 팔로 가방을 든다

나쁜 자세

가방을 멜 때 힘이 센 쪽의 어깨에 가방을 들게 된다.

가방을 한 쪽 어깨로 계속하여 메게 되면 그 쪽 어깨가 올라가게 되어 몸의 중심이 기울어지게 된다. 이로인해 골반과 허리가 틀어지게 되어 허리와 골반에 통증이 발생한다.

좋은 자세

오른손과 왼손을 번갈아 가며 가방을 들고, 가능한 약한 쪽 어깨에 가방을 멘다. 가방을 멜 적에도 항상 좌우 균형을 고려하여 어깨가 내려온 쪽으로 가방을 메도록 한다.

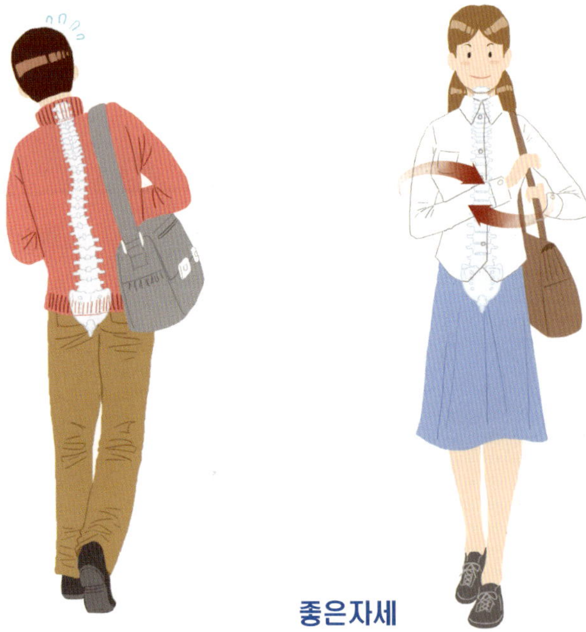

나쁜자세

한 쪽으로만 무거운 가방을 들면
골반과 허리가 틀어진다

좋은자세

왼쪽과 오른쪽을 번갈아
가며 든다

4) 허리가 굽은 상태로 장시간 앉아 일한다

나쁜 자세

허리가 굽은 상태로 앉아 작업을 하면 엉덩이가 점점 앞으로 나오며 허리뼈가 뒤로 밀린다.

허리뼈가 뒤로 밀리게 되면 허리뼈 앞쪽 간격이 좁아지게 되어 디스크가 눌리게 되므로 허리통증이 발생하게 된다.

좋은 자세

의자에 앉아 작업을 할 때 의자에 엉덩이와 허리를 대고 허리를 편 상태에서 일을 해야 한다.

허리에 무리가 가지 않도록 1시간에 한 번씩 의자에서 일어나서 상체를 앞으로 굽히기와 뒤로 젖히기, 허리를 좌우로 돌리는 등 허리운동을 하면 허리뼈가 뒤로 밀리는 것을 예방할 수가 있다.

나쁜자세

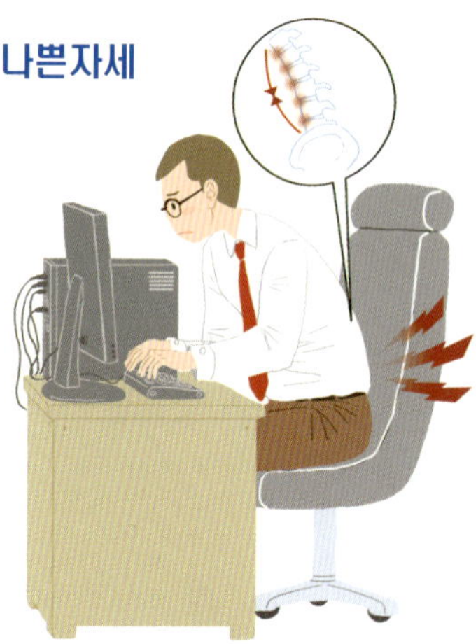

허리뼈 앞쪽 간격이 좁아지게
되어 허리디스크가 눌리게 된다

좋은자세

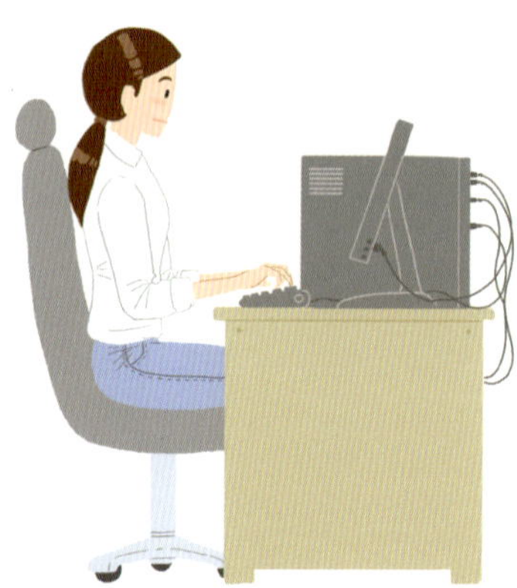

의자에 엉덩이를 대고 등을 편
상태에서 일을 해야 한다

5) 지나치게 푹신한 소파나 침대를 사용한다

나쁜 자세

지나치게 폭신한 소파나 침대에 누우면 몸무게가 실리는 허리 부위가 움푹 들어가게 되면서 허리로 체중이 실리게 되어 허리에 무리가 가게 된다.

폭신한 소파에 장시간 앉아 있으면 엉덩이가 앞으로 빠진 상태가 되어 허리뼈와 등뼈의 S자 곡선이 무너지게 된다.

좋은 자세

자세를 바르게 유지할 수 있도록 적당한 탄력이 있는 소파와 침대를 선택하여야 한다.

소파에 앉을 적에는 허리와 등을 바로 세우고 앉아야 하며, 침대에 누울 적에는 똑바로 눕게 되면 허리와 골반이 틀어지는 것을 예방할 수가 있다.

나쁜자세

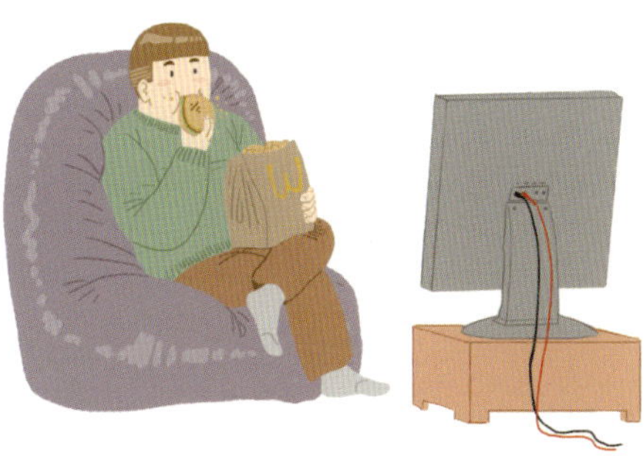

지나치게 푹신한 소파나 침대는
허리에 체중이 몰리기 쉽다

좋은자세

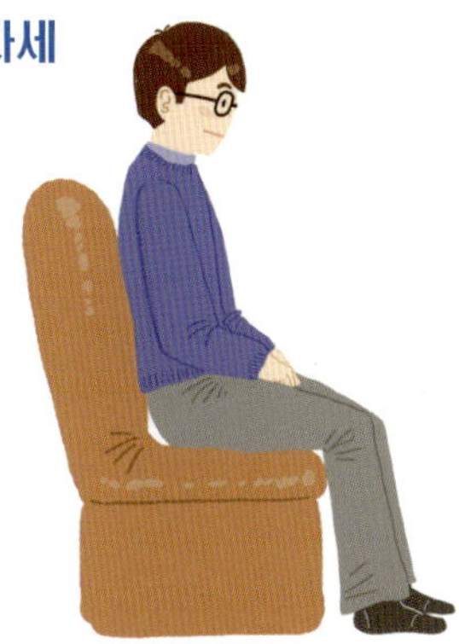

적당한 탄력이 있는 소파나
침대를 선택한다

허리와 골반이 교정되고
통증이 동시에 치유되는 **AM요법**

2 특징

「AM요법」은
틀어진 허리와 골반 '교정'
'통증'
동시에 잡는다

① 기본적 치유혈은 위중혈이다

② 허리, 골반통증의 원인에 따라
1개씩의 혈을 추가하여 치유한다

③ 근육, 힘줄, 인대를 강화시켜
틀어진 뼈를 교정한다

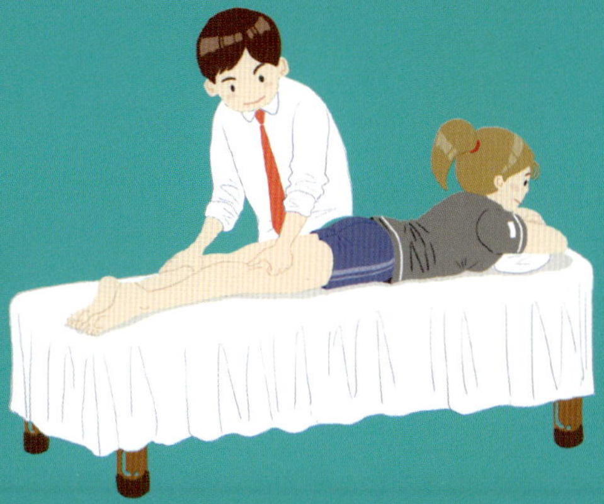

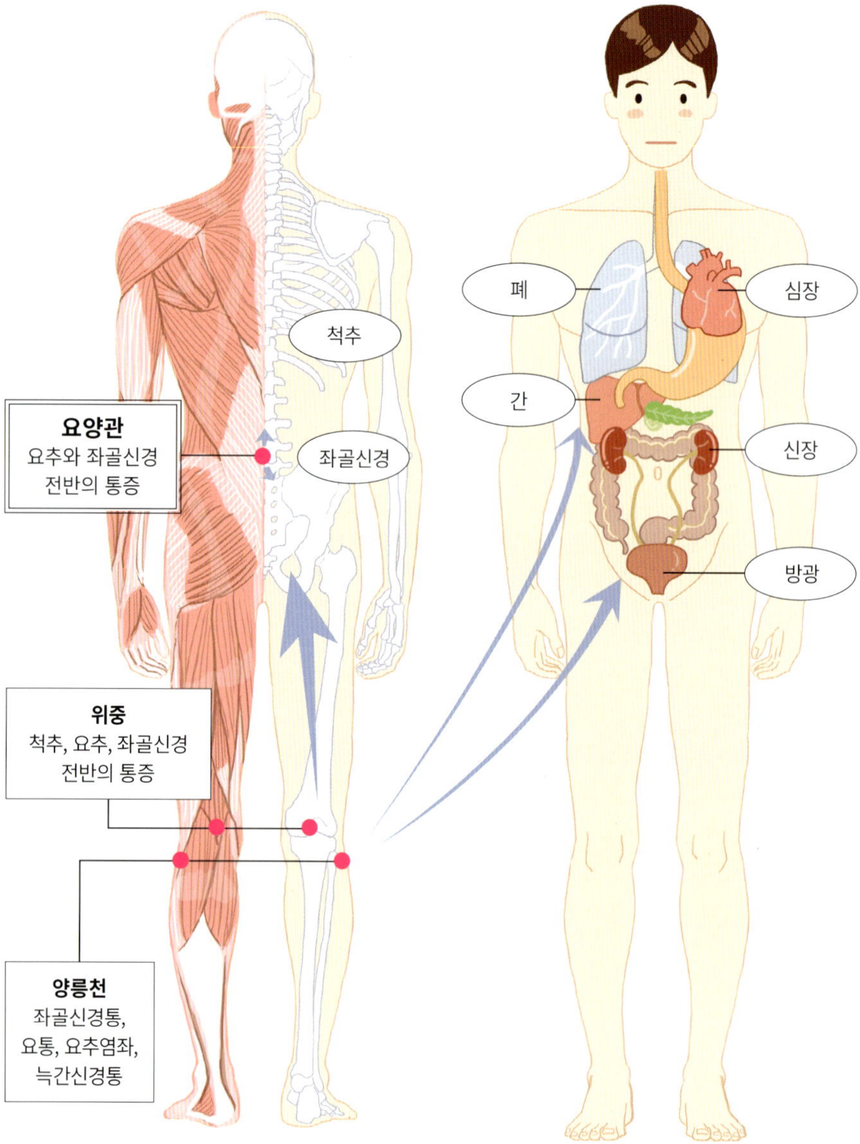

기혈의 소통으로 허리통증의 다양한 원인을 제거한다

기혈소통을 실개천에 흐르는 물과 비교하면...

기혈은 흐르는 물과 같다.

물줄기가 세차면 막힘없이 흐르는 것과 같이, 젊고 기력이 왕성할수록 기혈의 순환이 원활하여 건강을 유지할 수 있다.

그러나 물이 약하게 흐르면 물줄기가 조금만 휘어져 있거나 약간의 장애가 있어도 이물질이 쌓이거나 막혀 물이 원활하게 흐르지 못한다.

나이든 사람의 몸도 이와 같아서 기혈의 흐름이 젊었을 때보다 왕성하지 못하기 때문에 신체의 어느 한 부분에 기혈이 막히면 병이 생긴다.

물줄기가 막힌 부분을 뚫어 물이 다시 흐르도록 하듯, 기혈이 왕성하지 못해 막힌 부분을 자극하고 기혈을 소통시키면 몸의 순환이 다시 원활해지게 되는 것이다.

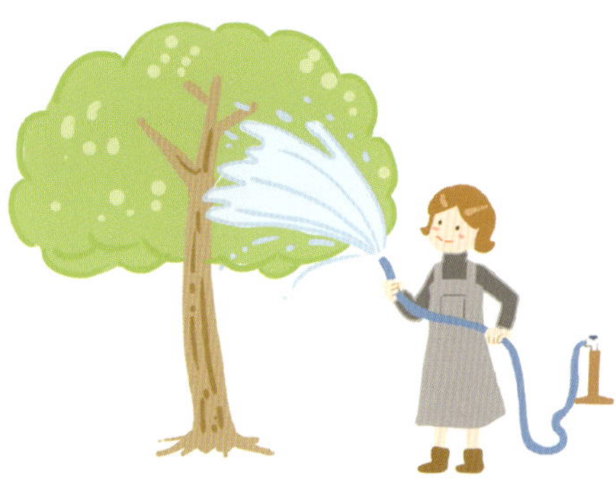

01 놀라운 「AM요법」의 특징

❶ 동작이 간단하여 환자 스스로 할 수 있다.

❷ 운동 시간이 매우 짧다(3분).

❸ 틀어진 척추와 골반이 동시에 교정된다.

❹ 척추와 골반통증을 동시에 잡는다.

❺ 통증 완화 효과가 바로 나타난다.

※ 부작용이 없다.

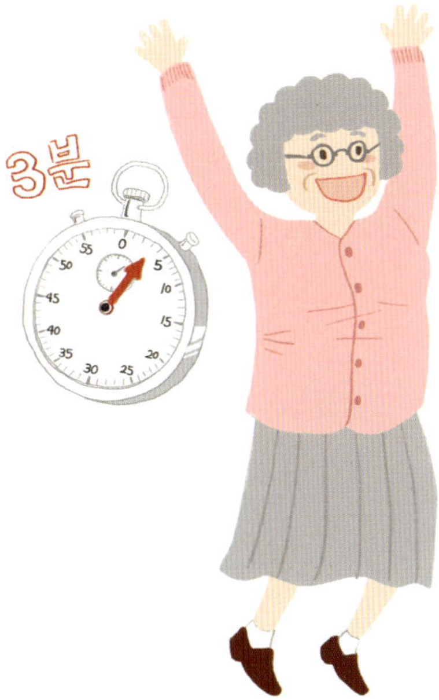

통증이 3분만에 사라지고
부작용이 없다

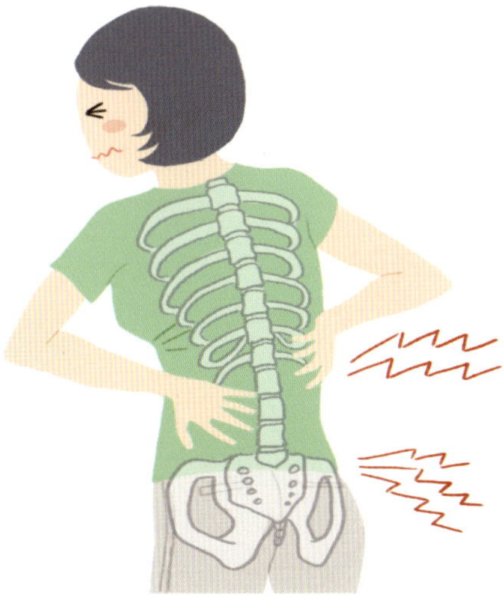

허리와 골반 통증이
동시에 치유된다

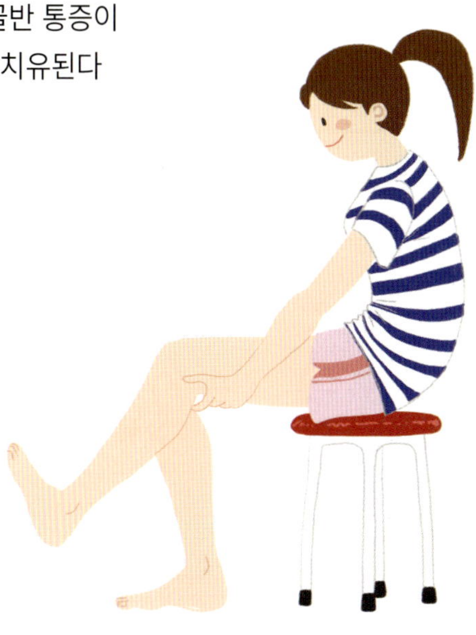

운동 시간이 짧고 스스로 할 수 있다

1) 척추와 골반이 동시에 바로 잡히고 통증이 치유된다

허리뼈와 엉치뼈는 서로 연결되어 있으므로
허리뼈가 바로 잡히면
틀어진 척추와 골반도 동시에 바로 잡힌다.

이때 신경을 압박하고 있던
탈출된 디스크가 제자리로 돌아오면서
허리통증이 사라지게 되는 것이다.

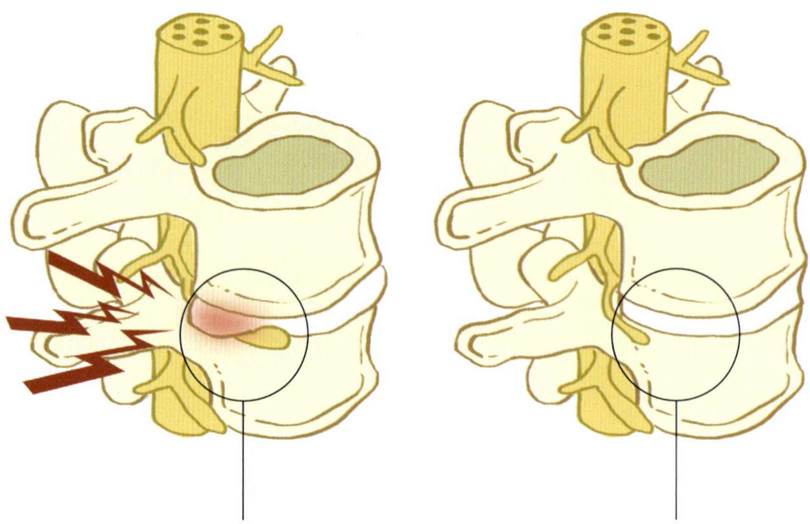

디스크가 튀어나오면서 신경을 압박한다

신경을 압박하고 있던 디스크가 제자리로 돌아온다

근육의 기능

우리 몸을 움직이게 하는 근육은

체온을 유지하도록 열을 발생하고,
척추를 바르게 하며,
바른 자세를 유지하고,
체내의 물질을 저장하며 이동하는 기능을 수행한다.

그리고 근육에는 동맥과 정맥이 분포되어 있으며,
뇌신경과 척수신경으로 된 말초신경계와도 연결되어 있다.

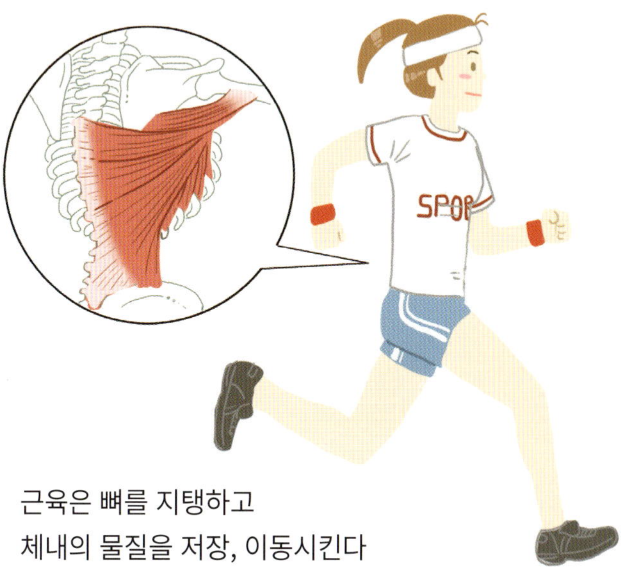

근육은 뼈를 지탱하고
체내의 물질을 저장, 이동시킨다

2) 척추가 바로잡히면 혈액이 우리 몸에 영양을 원활하게 공급한다

경락은 기혈이 운행하는 통로로서
오장육부와 우리 몸 전신에 분포되어 있다.

경락은 자극을 전달하기 때문에,
AM요법으로 경혈을 자극하면
전신에 기혈 소통이 원활하게 된다.

우리 몸의 기혈소통으로
틀어진 척추가 바로잡히면
혈액의 흐름이 원활하게 되어
몸 구석구석까지 영양을 잘 공급한다.

또한 신경물질의 전달도 원활하여
손상된 근육이 빠르게 회복된다.

예) 위중혈을 지나가는 **방광경**은

- 눈의 안쪽 정명에서 시작하여
- 머리를 지나 목과 등 그리고 허리를 지나며,
- 골반과 하지 뒤쪽을 경유하여 새끼발가락 외측 끝 지음에서 끝나게 된다.

그래서 위중을 자극하고 다리를 움직이면 방광경 경맥이 흐르는 허리와 등 쪽의 근력이 빠르게 회복되는 것이다.

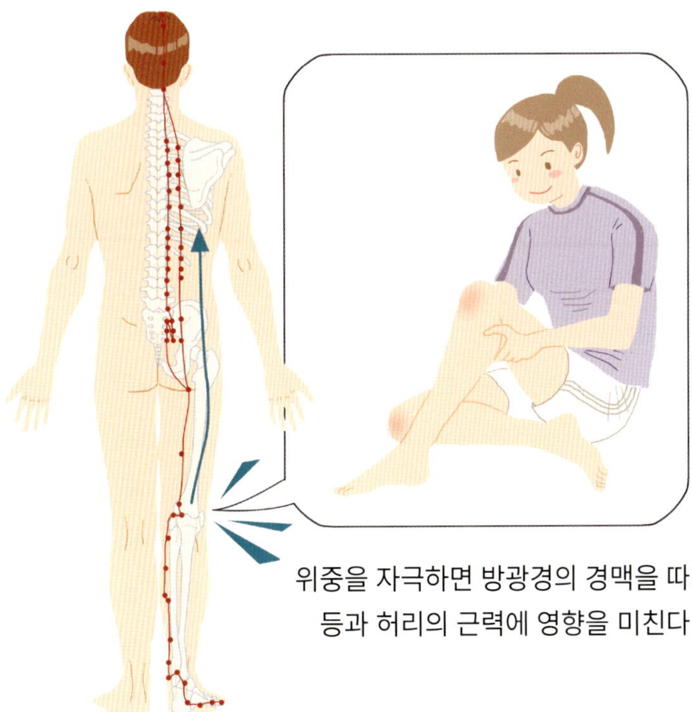

위중을 자극하면 방광경의 경맥을 따라
등과 허리의 근력에 영향을 미친다

3) 오장육부의 기능이 회복된다

우리 몸은

태어날 때 오장육부가 정상적으로 기능한다.
그러나 잘못된 자세나 생활습관으로
몸의 좌우 균형이 깨지면
오장육부의 기능이 저하된다.

우리 몸의 움직임을 주관하는
신경계는
중추신경계와 말초신경계로 구분되며,

말초신경계는
뇌신경, 척수신경, 자율신경으로 나누어진다.

척수신경은 척추에 분포되어 있으며,
오장육부와 연결되어 있다.

때문에 틀어진 척추와 골반을 바로 잡으면
척수신경의 기능이 원활하게 되고,
또한 오장육부와 연결되어 있는 경락의 흐름도 원활해져
오장육부의 기능이 회복된다.

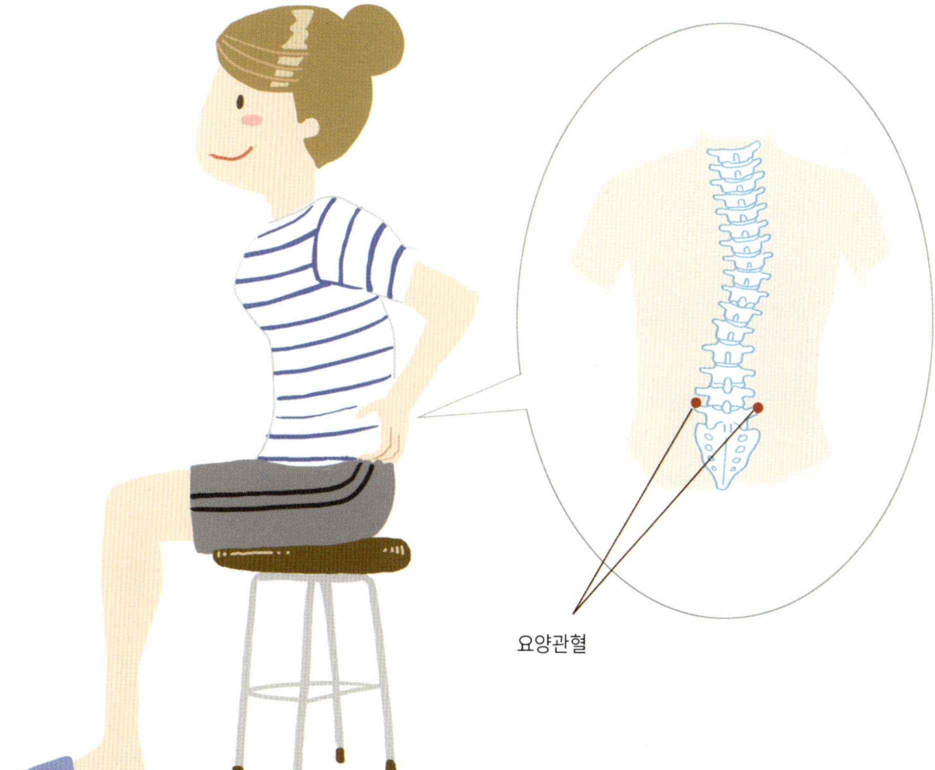
요양관혈

허리와 골반이 교정되고
통증이 동시에 치유되는 **AM요법**

3 진단

허리와 골반의 '틀어짐'

❶ 허리뼈가 앞으로 밀린(전만)

❷ 허리뼈가 뒤로 밀린(후만)

❸ 허리뼈가 좌, 우측으로 틀어짐

❹ 골반이 좌, 우측으로 틀어짐

을 정확하게 알아야 한다.

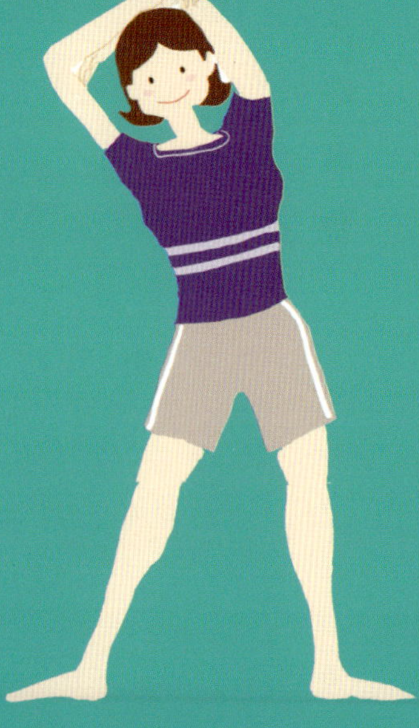

셀프 진단 1 척추의 S자 곡선으로 '허리'의 틀어짐을 진단한다

• 통증자는 등을 바로 하여 "발뒤꿈치, 엉덩이, 등, 머리"를 벽면에 대고 선다.

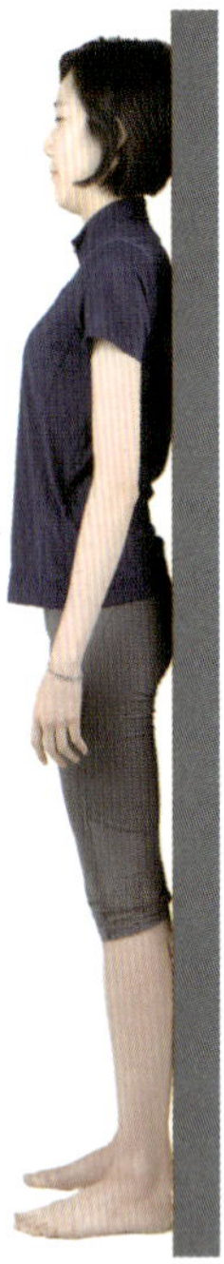

올바른 자세

❶ 머리와 등 쪽 어깨
❷ 등과 엉덩이에
❸ 엉덩이와 뒤쪽에 공간이 생긴다.

(척추가 'S'자 곡선이 된다.)

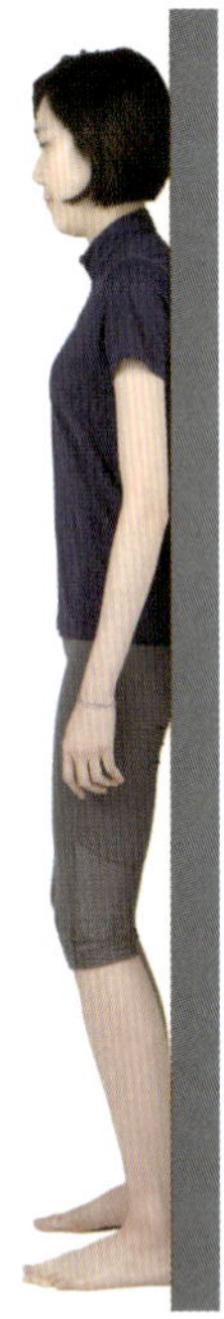

잘못된 자세

❶ 머리가 벽면에 잘 닫지 않고
❷ 등과 엉덩이가 벽면에 닿고
❸ 엉덩이와 발뒤꿈치까지 공간이 생긴다.

(척추가 'I'자로 된다.)

❗ 잘못된 자세인 사람에게 통증이 발생한다.

셀프 진단 2 양 어깨의 높이 차이로 '골반'의 틀어짐을 진단한다

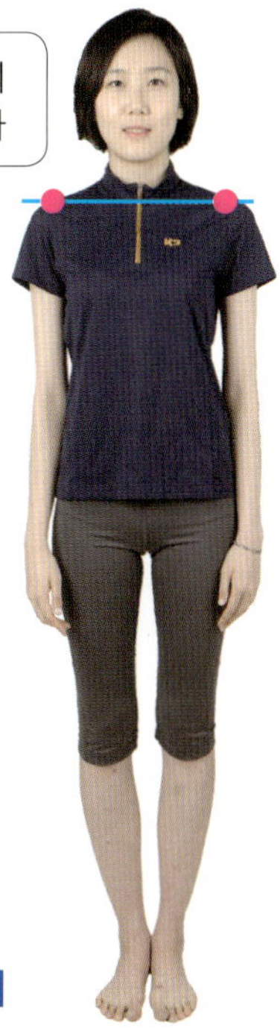

올바른 자세

❶ 양쪽 어깨의 높이가 거의 같다.

❷ 양쪽 팔 길이가 거의 같다.

❸ 고개가 좌우 어느 한 쪽(편측)으로 기울여지지 않았다.

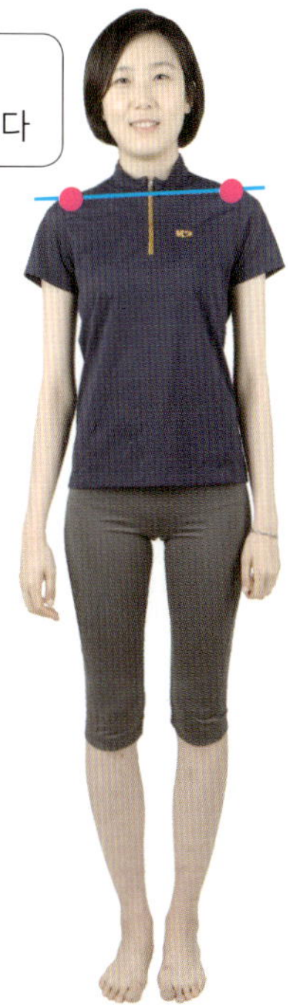

잘못된 자세

❶ 양쪽 어깨의 높이가 다르다.

❷ 양쪽 팔 길이가 다르다.

❸ 고개가 팔이 긴 쪽으로 기울여 졌다.

> ❗ 어깨가 처져 팔이 긴 쪽으로 통증이 발생한다.

진단할 때 유의할 점

① 거울 앞에 바로서서
양팔을 자연스럽게 아래로 내리고
자신의 좌우 어깨 높이를 비교한다.

② 양쪽 어깨 높이의 구별이 어려우면,
두 허벅지에 드리워진 양 손가락 끝의 길이
차이로 진단한다.

③ 골반이 틀어지면
틀어진 쪽의 팔이 골반에 붙는다.
이것으로 골반이 틀어진 것을 확인한다.

셀프 진단 3 골반의 기울기로 '골반'의 틀어짐을 진단한다
(앞쪽 전장골극 부위의 높이 차이를 진단한다)

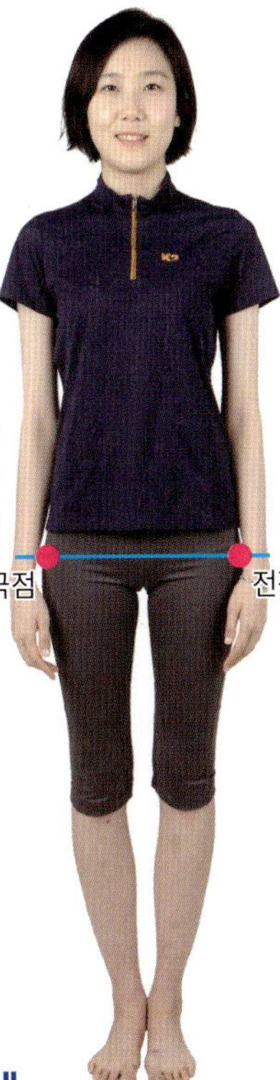

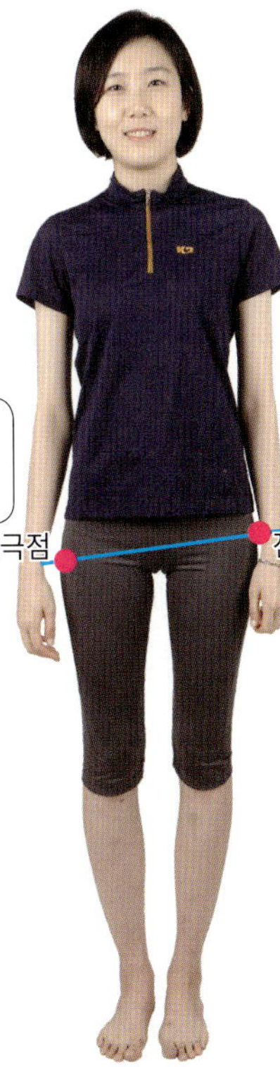

올바른 자세

❶ 양쪽 골반 높이가 거의 같다

❷ 양쪽 팔 길이가 거의 같다.

❸ 고개가 좌우 어느 한 쪽(편측)으로 기울여지지 않았다.

잘못된 자세

❶ 양쪽 골반의 높이가 다르다.

❷ 양쪽 팔 길이가 다르다.

❸ 고개가 팔이 긴 쪽으로 기울여 졌다.

❗ 골반이 틀어진 잘못된 자세의 사람에게 통증이 발생한다.

셀프 진단 4 허리를 앞으로 숙이고, 뒤로 젖혀 '허리와 골반'의 불편한 쪽을 진단한다

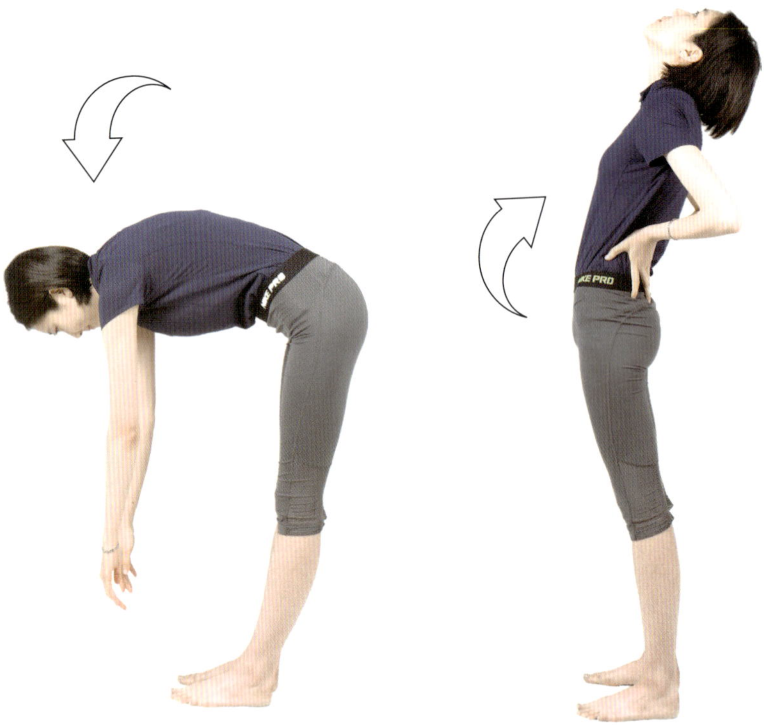

허리를 아래로 숙인 자세

❶ 무릎을 펴고

❷ 허리를 최대한 구부린다.

❸ 불편함을 확인한다.

허리를 뒤로 젖힌 자세

❶ 무릎을 펴고

❷ 양손을 허리에 대고

❸ 허리를 최대한 뒤로 젖힌다.

❗ 불편한 쪽의 반대 방향으로 허리뼈가 틀어져 있다.

셀프 진단 5 몸을 좌, 우로 기울여 그 기울기 차이로 '허리'의 틀어진 쪽을 진단한다

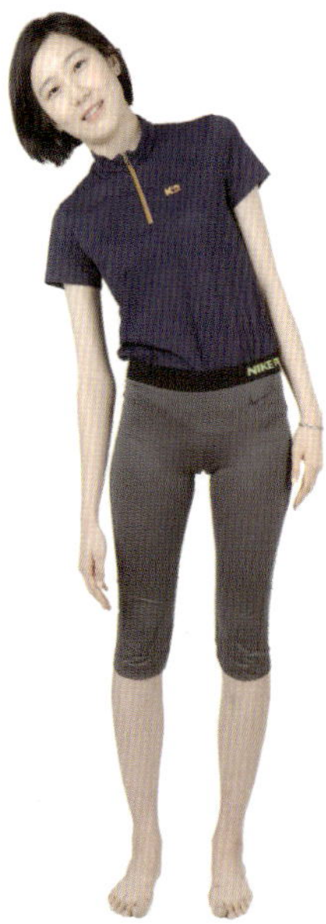

❶ 무릎을 펴고

❷ 허리를 최대한 우측으로 구부려

❸ 허리의 불편함을 확인한다.

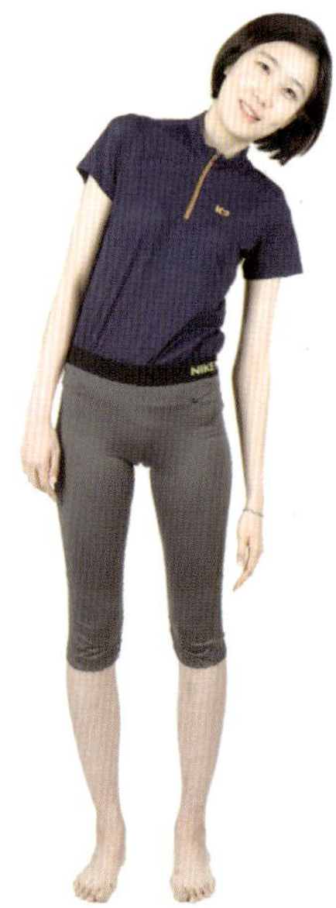

❶ 무릎을 펴고

❷ 허리를 최대한 좌측으로 구부려

❸ 허리의 불편함을 확인한다.

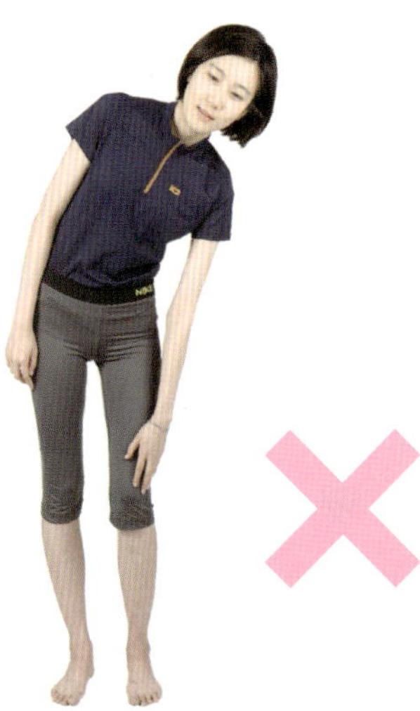

잘못된 자세

몸을 약간 앞으로 숙이고 기울인 자세

셀프 진단 6 허리를 좌우로 돌려 허리의 불편한 상태로 골반의 틀어진 쪽을 진단한다

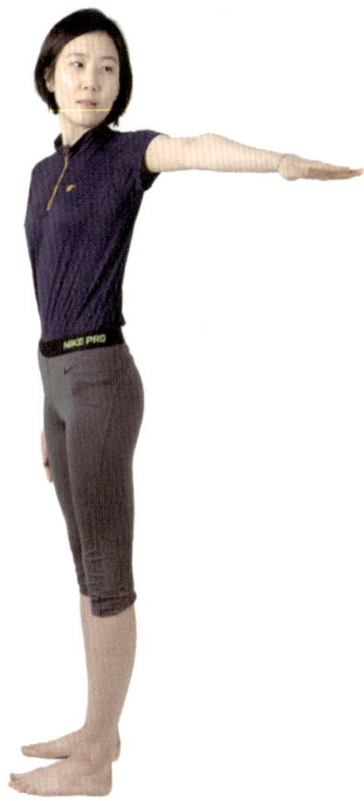

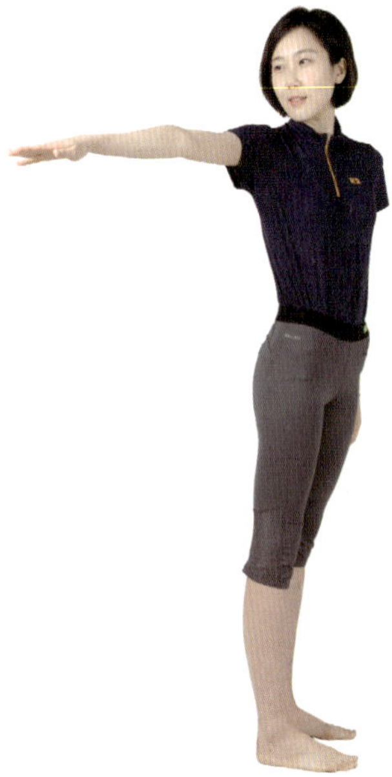

허리를 좌측으로 돌린 자세

❶ 무릎을 펴고

❷ 허리를 최대한 좌측으로 돌린다.

❸ 불편함을 확인한다.

허리를 우측으로 돌린 자세

❶ 무릎을 펴고

❷ 허리를 최대한 우측으로 돌린다.

❸ 불편함을 확인한다.

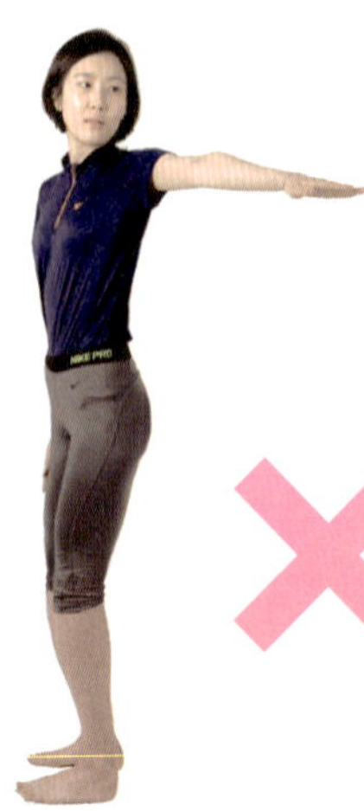

잘못된 자세

다리를 굽히거나, 허리를 숙인 자세

셀프 진단 7 바로 누워 좌우 다리의 길이 차이로 골반의 틀어짐을 진단한다

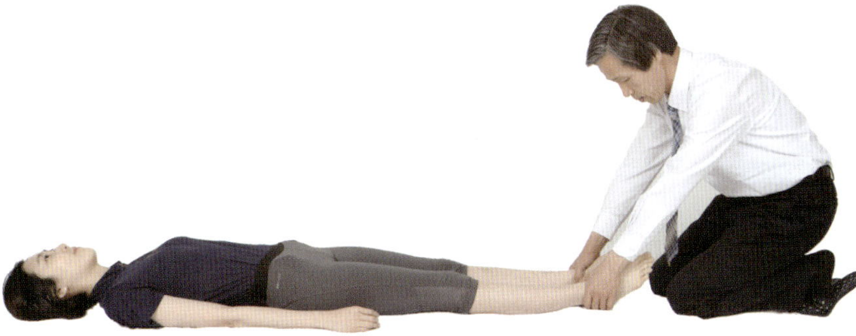

❶ 양쪽 어깨가 바닥에 닫도록 반듯하게 바로 누우면

❷ 파트너는 무릎과 두발을 가지런히 모은다.

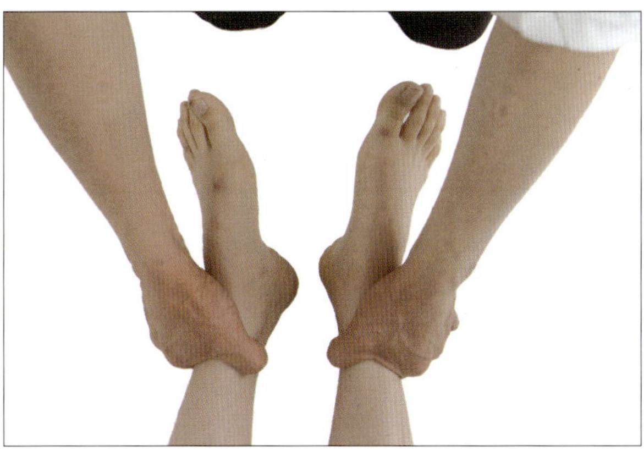

❸ 발뒤꿈치를 가지런히 댄다.

❹ 발뒤꿈치의 길이를 비교한다.

❗ 긴 쪽 다리의 허리나 골반에 통증이 생긴다.

셀프 진단 8 바로 누워 무릎을 가슴 쪽으로 올려 허리와 골반의 틀어짐을 진단한다

❶ 양쪽 어깨가 바닥에 닿도록 반듯하게 눕는다.

❷ 무릎을 구부려 다리를 가슴을 향해 올린다

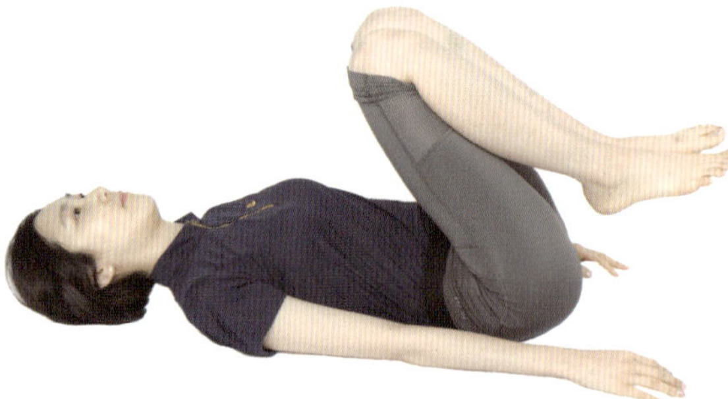

❸ 양쪽 무릎의 높이 차이를 확인한다.

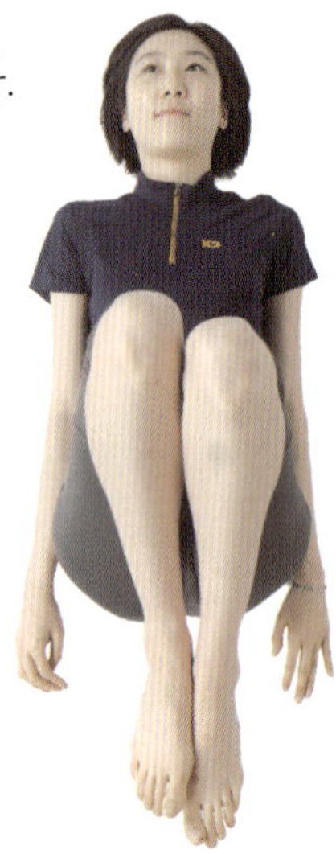

- 양 무릎을 가슴 쪽으로 올리면, 불편한 쪽의 허리나 골반에 통증이 생긴다.
- 대체로 긴 쪽 다리의 허리나 골반에 통증이 발생한다.

셀프 진단 9 엎드려 좌우 다리의 길이 차이로 허리와 골반의 틀어짐을 진단한다

❶ 두 손에 턱을 받치고 편안하게 엎드린다.

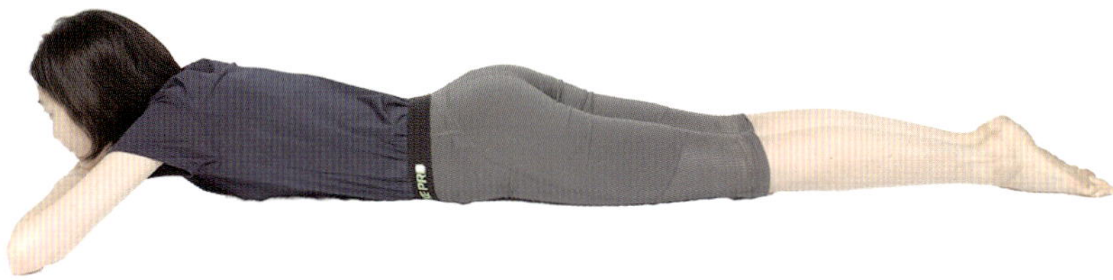

❷ 통증자는 무릎과 두발을 가지런히 함께 모은다.

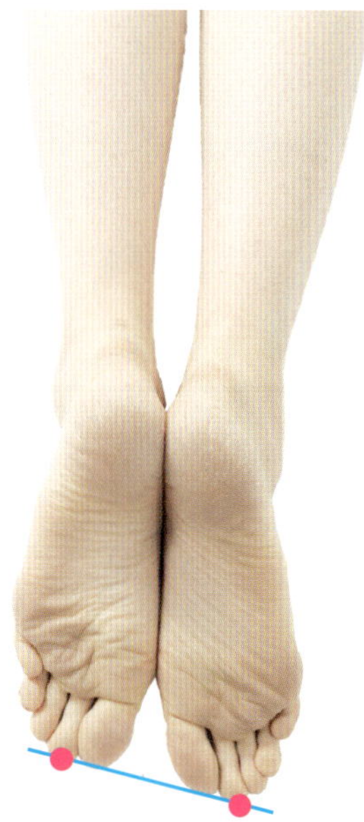

긴 다리쪽의 허리나 골반에 통증이 발생한다

! 주로 긴 쪽 다리의 허리나 골반에 통증이 발생한다.

셀프 진단 10 엎드려 무릎을 구부려 허리와 골반의 틀어짐을 진단한다

❶ 두 손에 턱을 받치고 편안하게 엎드린 뒤, 무릎을 구부린다.

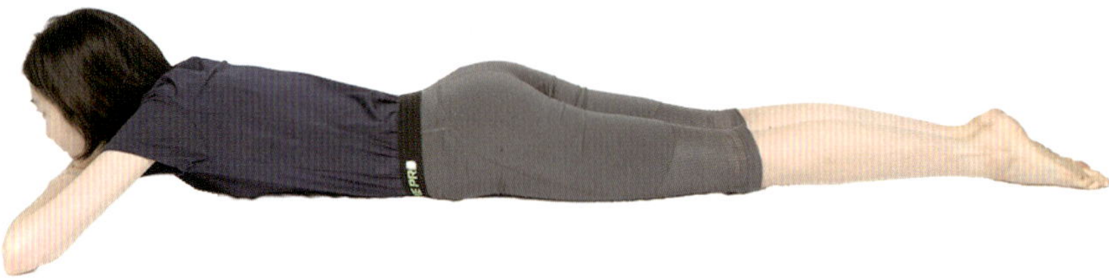

❷ 발 뒤꿈치를 가지런히 댄다.

❸ 발 뒤꿈치의 위치를 비교한다.

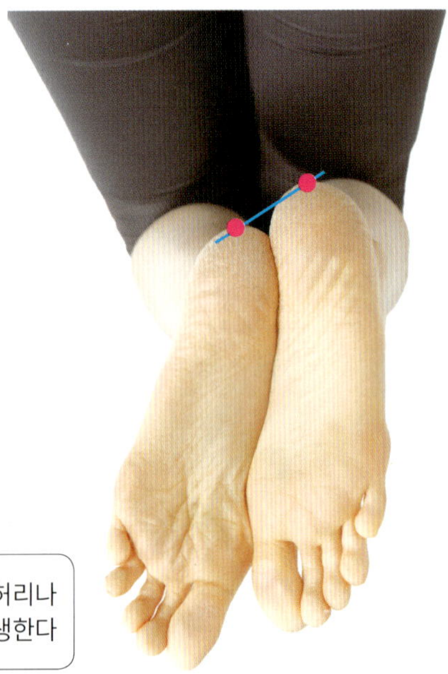

다리가 긴 쪽의 허리나
골반에 통증이 발생한다

❗ 주로 긴 쪽 다리의 허리나 골반에 통증이 발생한다.

허리와 골반이 교정되고
통증이 동시에 치유되는 **AM요법**

4 치료

PART 1

틀어진 허리, 골반의 교정과 통증 치유

「AM요법」은

❶ 배우기 쉽고

❷ 따라하기 쉬우며

❸ 효과가 확실하다.

「AM요법」은

1 **타인**이 도와주는 **파트너운동 요법**과

2 **자신**이 실행하는 **셀프운동 요법**이 있다.

허리, 골반통증의
6개 증상의 **부위별 치유혈**

① 골반 변위에 의한 허리통증	위중혈, 십칠추하혈
② 허리 디스크로 인한 통증	위중혈, 요양관혈
③ 요추염좌로 인한 통증	위중혈, 양릉천혈
④ 엉덩이 환도부위 통증	위중혈, 현종혈
⑤ 엉덩이 천장관절 부위 통증	위중혈, 승산혈
⑥ 양쪽 옆구리 뒤쪽 신장부위의 통증	위중혈, 신유혈

치유에 들어가기 전

"위중혈"은 모든 허리 · 골반통증 치유에 반드시 먼저 적용해야 하는 경혈이기 때문에

① 위중혈 혈자리
② 위중혈 혈자리 잡는법
③ 위중혈 운동요법을 먼저 설명한다.

앞으로 설명할 6개 부위별 증상에서 '위중혈' 설명은 생략하므로 위중혈 편을 참조하기 바란다.

❗ 그리 심하지 않은 허리 · 골반통증은
위중혈 "AM요법"만으로도 매우 효과적이다

허리, 골반통증 치유의 **기본혈**은 **위중혈**

틀어진 허리와 골반
교정과
통증 치유에
반드시
'위중혈'로
먼저 치유해야한다.

위중혈은
① 골반이 틀어지거나,
② 허리의 전만, 후만, 측만 되었거나,
③ 무릎통증에, 효과가 탁월하다.

위중혈 혈자리

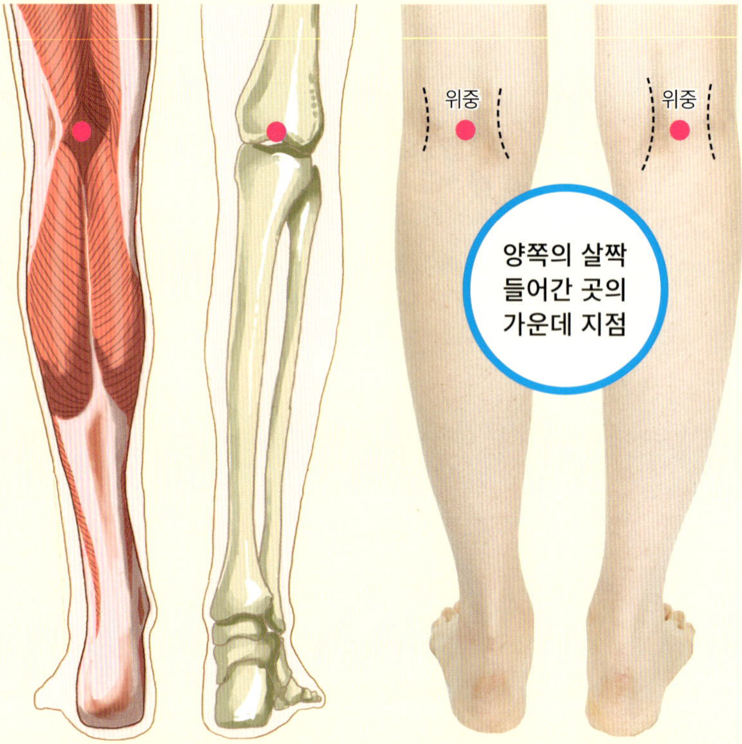

사진의 무릎 뒤쪽
가로무늬 선상 내측과 외측 가운데에 살짝 도드라진 부위의
중앙이 위중혈이다.

❗ 위중은 허리통증을 치유하는 혈이며, 허리와 등 부위에 통증이 있을 때 효과가 뛰어나다. 또한 허리로 인하여 발생하는 무릎 및 발 질환 통증에 효과적이다.

위중혈 잡는법

❶ 사진처럼 얼굴을 바로 하고 편안하게 엎드린다.

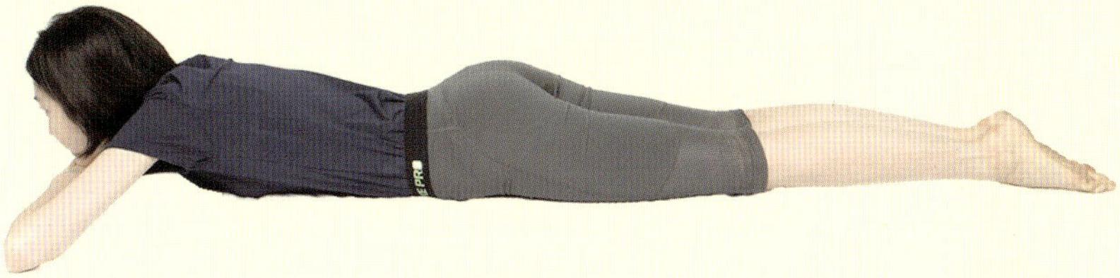

❷ 사진처럼 가로무늬 선상 내측과 외측 가운데에 살짝 도드라진 부위의 중앙이 위중혈이다.

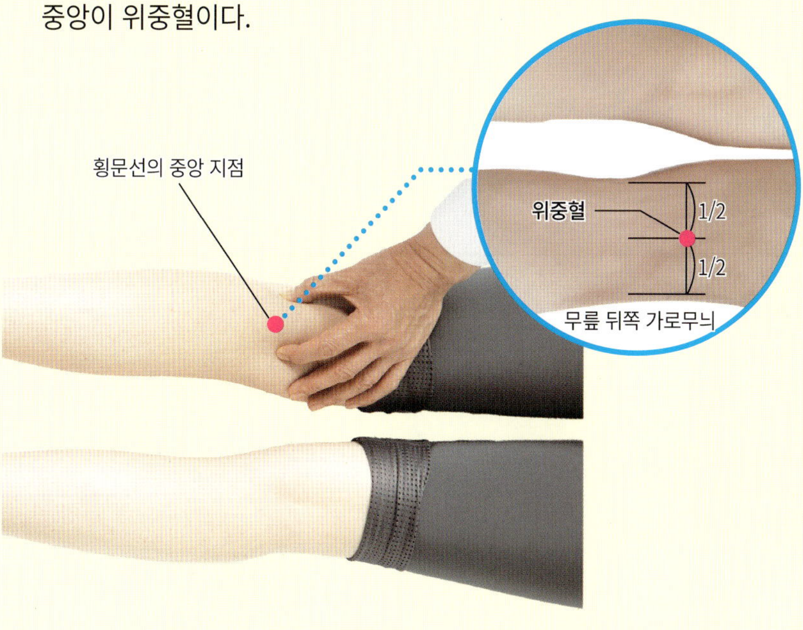

❗ 허리통증이 심할수록 이 부위를 누르면 몹시 아파한다.

1 가족 및 다른 사람이 도와주는 위중혈 파트너 AM요법

❶ 사진과 같이 통증자는 자연스럽게 엎드려 다리를 펴고 손으로 얼굴을 받친다.

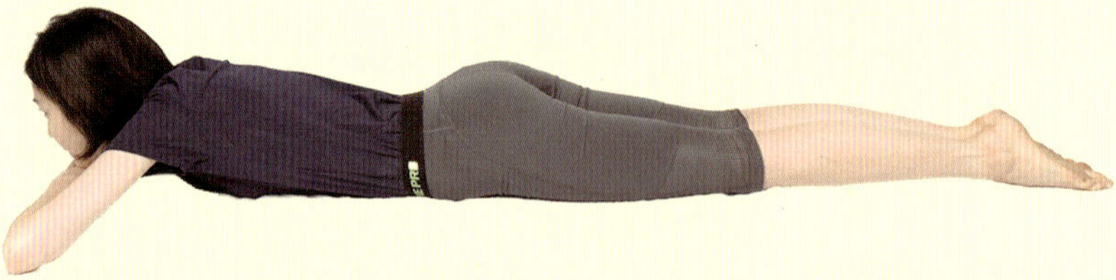

❷ 파트너는 사진처럼 엄지손가락의 지문 부위로 위중혈을 누른다. 누를 때 위중혈이 너무 아프지 않을 정도의 적당한 압력으로 누른다.

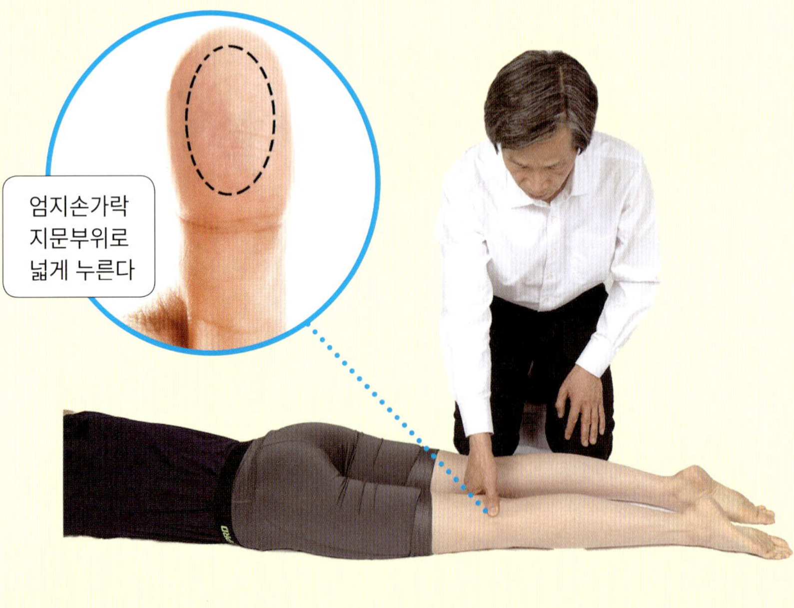

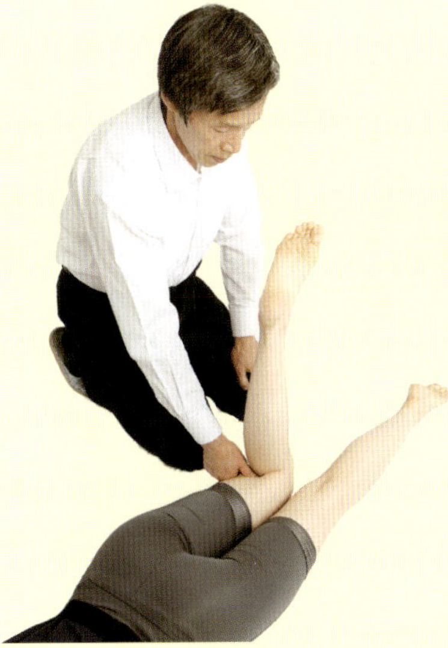

❸ 통증자는 다리를 엉덩이 방향으로 최대한 구부리고 3초 동안 머문다.

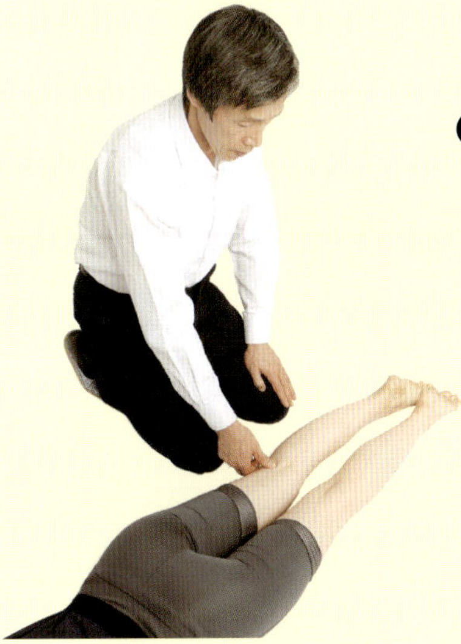

❹ 3초 동안 머문 후 통증자는 다리를 편다.

❶~❹ 동작을 5회 반복한다.

처음 2회는 다리가 아프지 않을 정도로 굽히고,
다음 3회는 최대한 굽힌다.

위중혈 파트너 AM요법 시

파트너의 숙지사항

다리의 순환장애, 심각한 질병, 좌골신경통 등으로 허벅지(대퇴부)와 종아리에 경련이 발생할 수 있다.

① 다리를 올릴 때 대퇴부에 경련이 발생하면

파트너가 은문혈(p. 57 참조)이 자극이 되도록 누르면

통증자는 다리를 올리고 내린다(이 동작을 5~7회 반복한다).

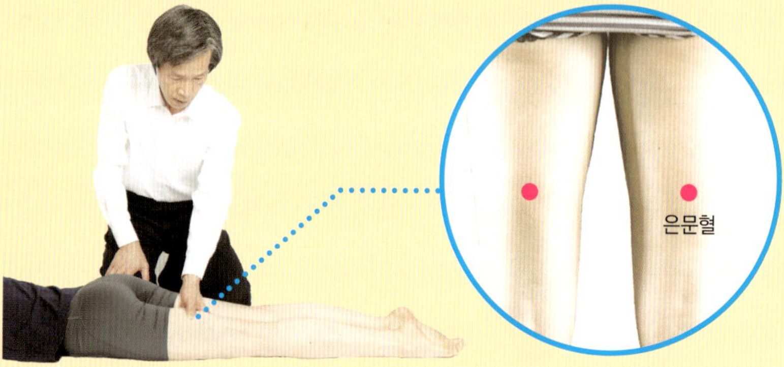

② 다리를 올릴 때 종아리에 통증이 생기면

파트너가 승산혈(p. 108 참조)이 자극이 되도록 누르면

통증자는 다리를 올리고 내린다(이 동작을 5~7회 반복한다).

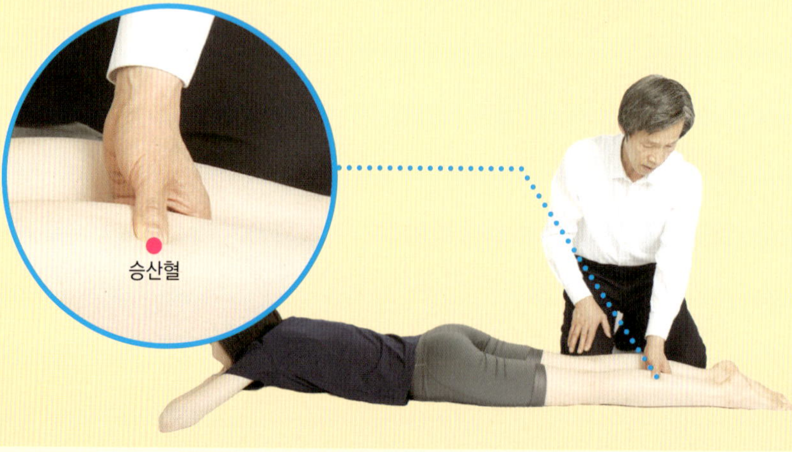

은문혈

엉덩이하단선 가로무늬(횡문) 중앙의 승부혈과 무릎 뒤쪽 가로무늬(횡문)의 중앙에 위치한 위중혈의 중간에 위치한 지점이다.

기혈의 흐름을 조절하는 중요한 혈자리로 대퇴부에 발생하는 다리 경련과 좌골신경통을 치유하는데 효과가 뛰어나다.

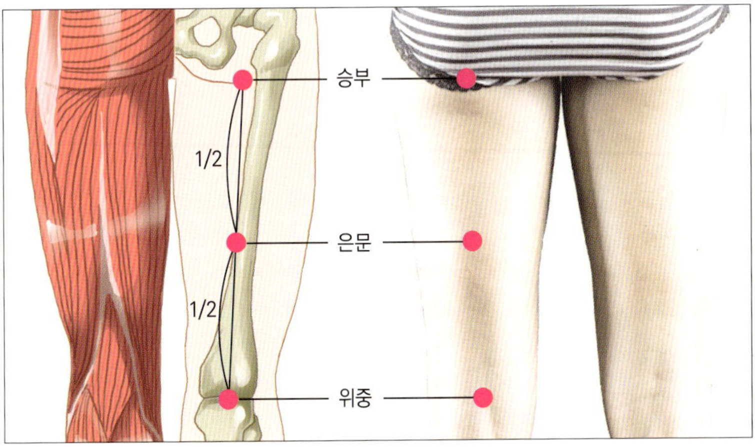

2 통증자 자신이 직접 실행하는
위중혈 셀프 AM요법

❶ 통증자는 등받이 없는 의자에 편안히 앉는다.

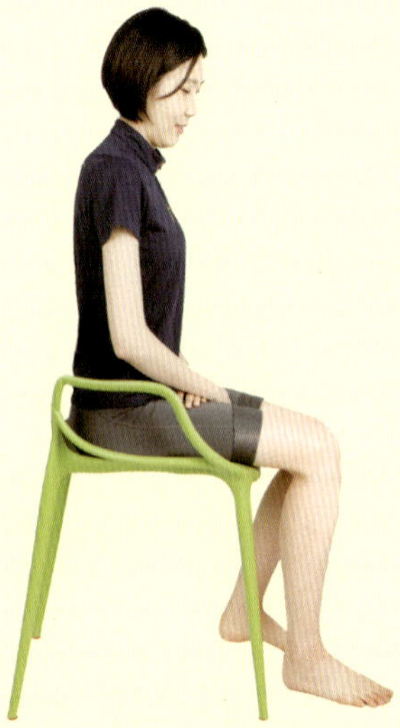

❷ 다리를 펴서 발목을 발등 방향으로 젖히고 3초 동안 머문 후

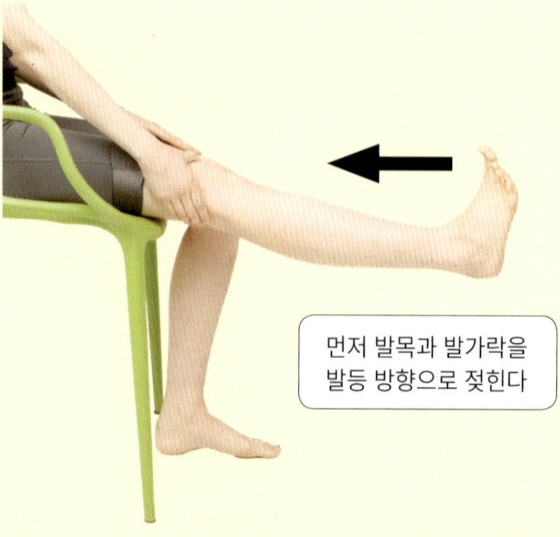

❸ 그리고 중지로 아픈 쪽 다리의 위중혈을 적당한 압력으로 누르고, 다리를 무릎 안쪽으로 최대한 구부리고 3초 동안 머문다.

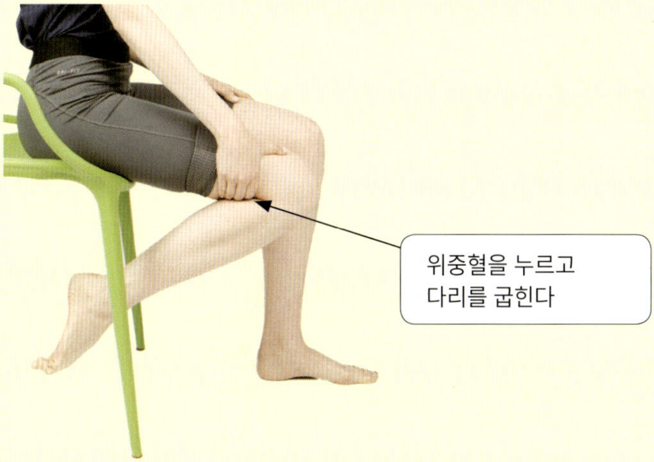

❶~❸ 동작을 5회 반복한다.

허리, 골반통증의 6개 증상의 부위별 치유

	증상	치유
1	골반이 틀어져 생긴 허리통증	위중혈, 십칠추하혈
2	허리 디스크로 인한 통증	위중혈, 요양관혈
3	요추염좌로 인한 통증	위중혈, 양릉천혈
4	엉덩이 환도부위 통증	위중혈, 현종혈
5	엉덩이 천장관절부위 통증	위중혈, 승산혈
6	양쪽 옆구리 뒤쪽 신장부위의 통증	위중혈, 신유혈

'AM요법'시 꼭 알아야 할 2가지 운동요법

1 가족 및 다른 사람이 도와주는
파트너 AM요법

2 통증자 자신이 실행하는
셀프 AM요법

! '요양관혈'과 '십칠추하혈'로 치유할 때 꼭

1) 허리뼈가 앞으로 밀린 전만과
2) 허리뼈가 뒤로 밀린 후만을 확인해야 한다.

01 골반이 틀어져 생긴 허리통증 치유혈은 **위중혈**(P.52 참조)과 **십칠추하혈**이다

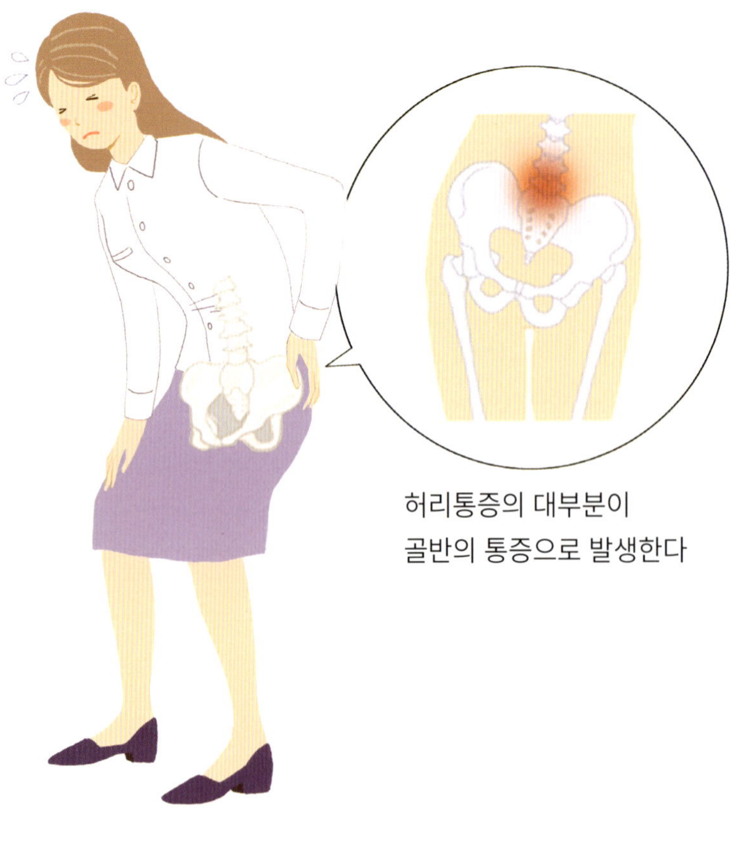

허리통증의 대부분이
골반의 통증으로 발생한다

요통은

- 직업적으로 반복되는 자세
- 생활습관
- 허리를 다치거나
- 나이가 들어 몸이 쇠약할 때
- 외부의 충격 등으로 골반이 틀어져 생긴다.

골반의 천골과 허리뼈가 연결되어 있기 때문에
골반이 틀어지면 허리뼈가 틀어지게 되어 요통이 생긴다.

요통에는
발병 초기에 나타나는 급성요통과,
급성요통이 오랫동안 지속되어
나타나는 만성요통으로 구분된다.

특히 급성요통이 심하면
허리를 돌리거나 펴지 못하고
목을 숙이지도 못하는 등의 증상이 나타난다.

십칠추하혈 혈자리

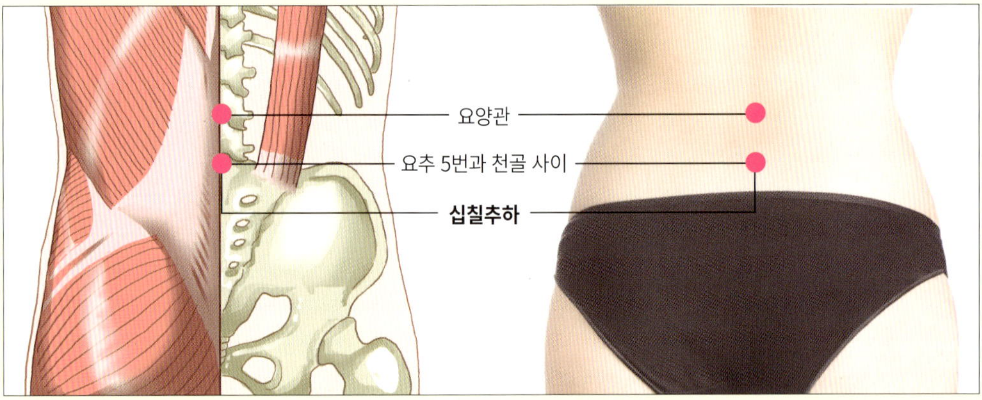

❗ 십칠추하혈은 요통을 치유하는 중요한 혈이다.
특히 골반 변위로 생긴 요통 치유에 효과가 뛰어나다.

십칠추하혈로 치유할 때

꼭 지켜야 할 사항

- 허리뼈가 앞으로 밀린 전만과 뒤로 밀린 후만을 확인해야 한다.
- 골반의 틀어짐을 확인해야 한다.
  그 결과에 따라 'AM요법'을 실행해야 한다(진단법은 34페이지 참조).

① **통증자가 다리를 펴고 앉아 허리를 앞으로 숙였을 때 허리가 불편하면,**
허리뼈가 앞으로 밀린 것이다(전만).

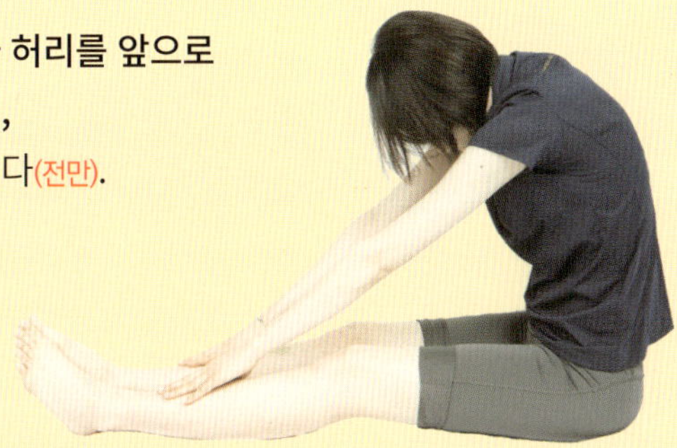

② **통증자가 엎드려 사진처럼 몸을 일으켰을 때 허리가 불편하면,**
허리뼈가 뒤로 밀린 것이다(후만).

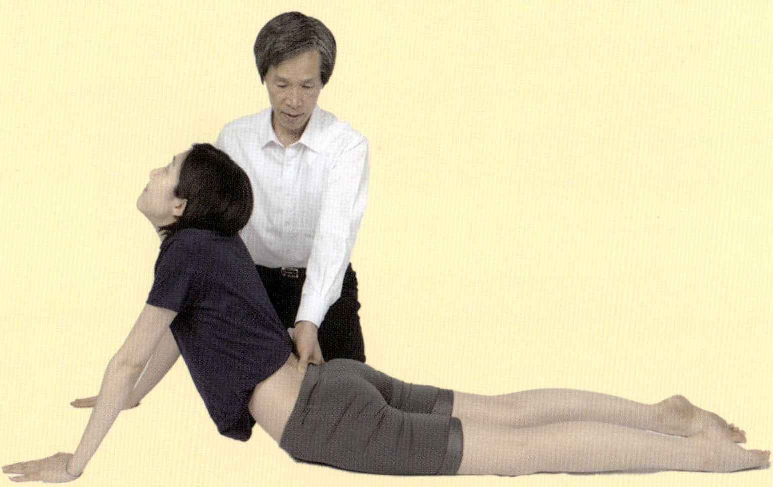

파트너가 잡는법

❶ 통증자는 얼굴을 바로 하고 엎드린다.

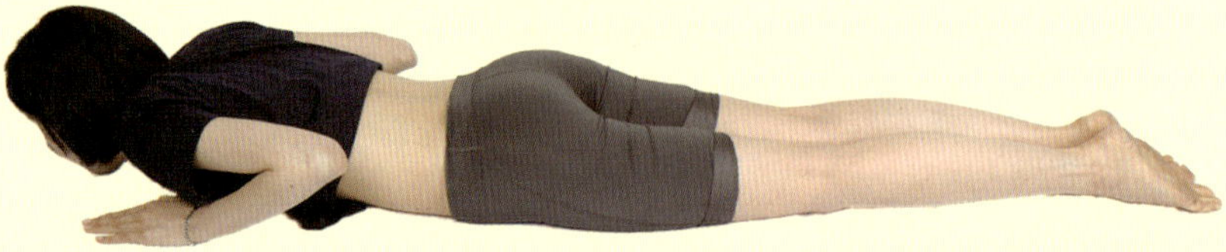

❷ 파트너는 사진처럼 엄지를 위로하여 양손으로 통증자의 양쪽 엉덩이 뼈 위쪽을 감싼다.

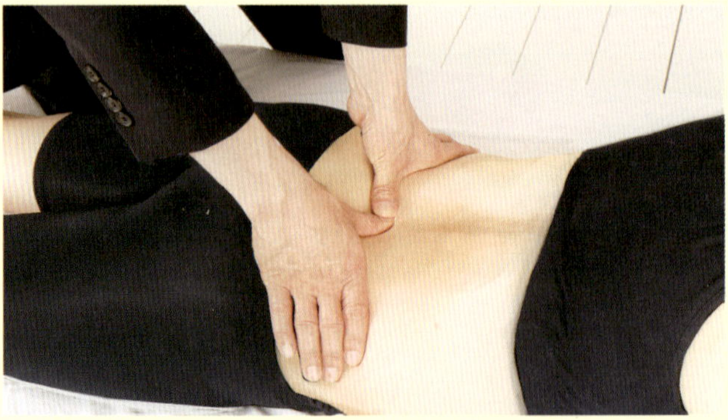

❸ 요양관혈 좌우 엉덩이뼈(장골) 위쪽을 이은 선의 중간 허리뼈 한마디 아래 약간 들어간 부위이다.

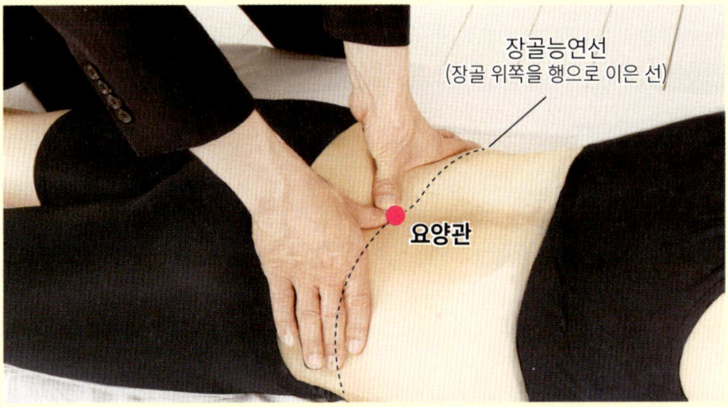

❹ 십칠추하혈은 요양관혈에서 허리뼈 한 마디 아래에 위치하며, 해부학적으로 5번 요추와 천골이 연결된 부위이다.

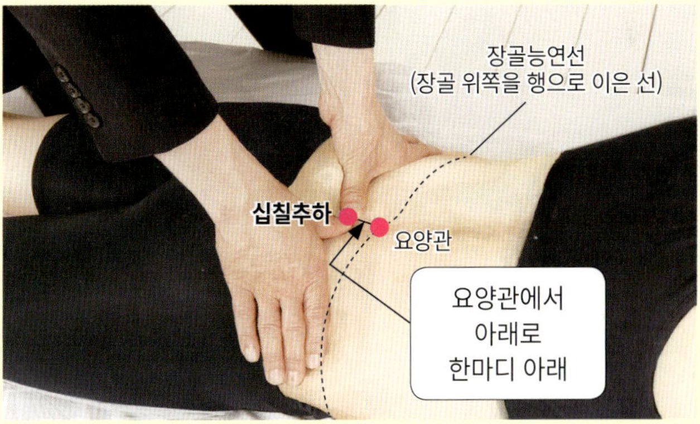

십칠추하혈과 요양관혈 치유할때 꼭 허리의 전만과 후만을 확인해야 한다

① 전만이면, 다리를 펴고 앉아 허리를 앞으로 숙일 때 불편하다.

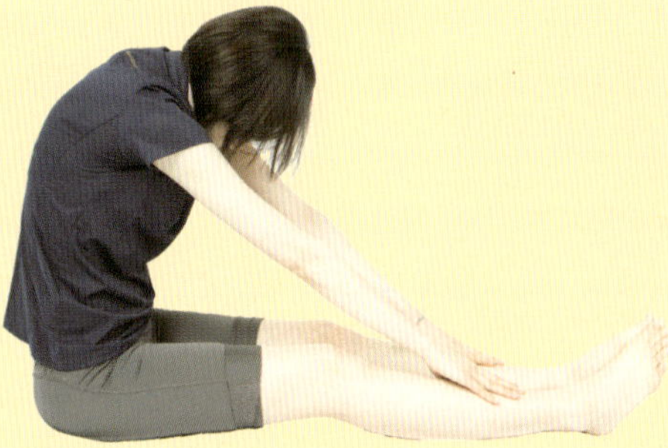

② 후만이면, 엎드려 상체를 올릴 때 불편하다.

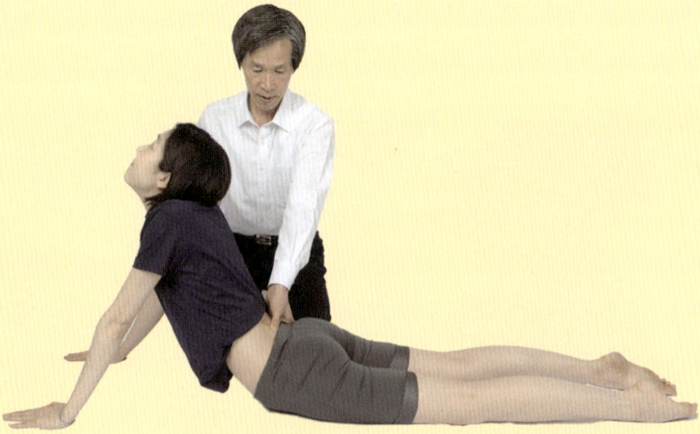

앉아서 허리를 앞으로 숙일 때 불편하면 전만이고
엎드려서 뒤로 젖힐 때 불편하면 후만이다.

십칠추하혈 AM요법

1 가족 및 다른 사람이 도와주는 십칠추하혈 파트너 AM요법

(1) 허리뼈가 앞으로 밀려 전만 되었을 때

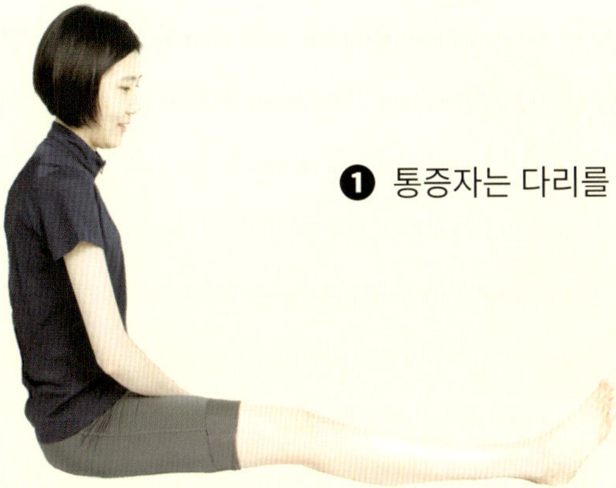

❶ 통증자는 다리를 펴고 앉는다.

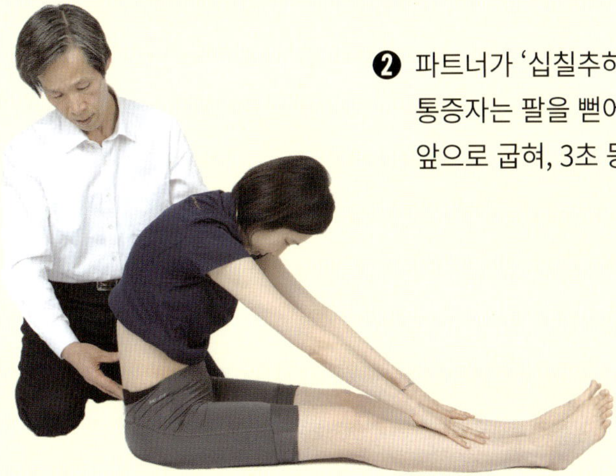

❷ 파트너가 '십칠추하혈'을 누르면 통증자는 팔을 뻗어 상체를 최대한 앞으로 굽혀, 3초 동안 머문다.

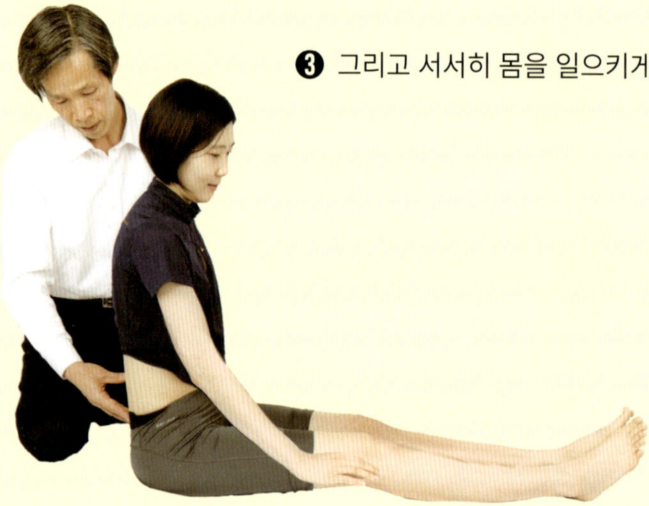

❸ 그리고 서서히 몸을 일으키게 한다.

❶~❸ 동작을 5회 반복한다.

(2) 허리뼈가 뒤로 밀려 후만 되었을 때

❶ 통증자는 양손을 어깨 넓이로 바닥에 대고 엎드려 정면을 바라본다.

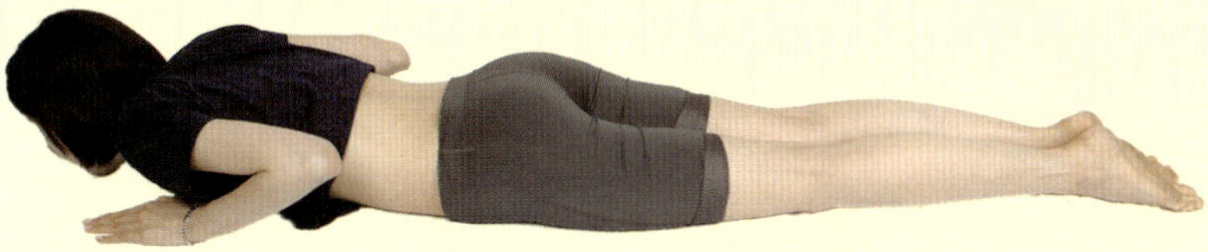

❷ 파트너가 십칠추하혈을 누르면 통증자는 상체를 최대한 위로 올려 3초 동안 머문다.

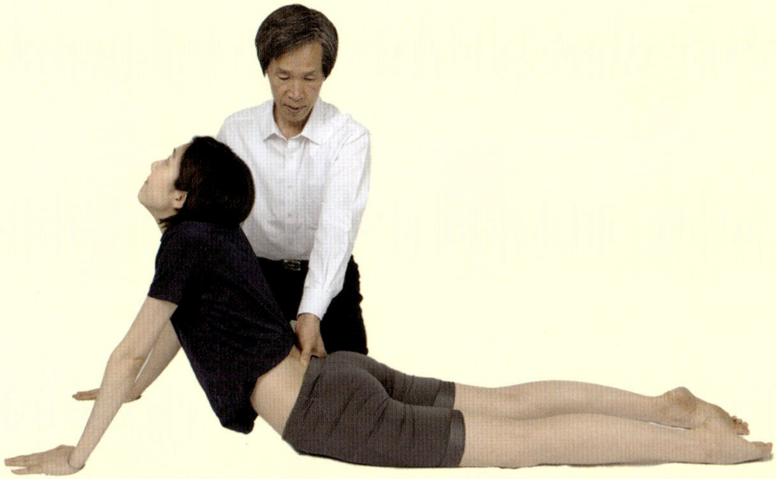

❸ 그리고 상체를 서서히 내린다.

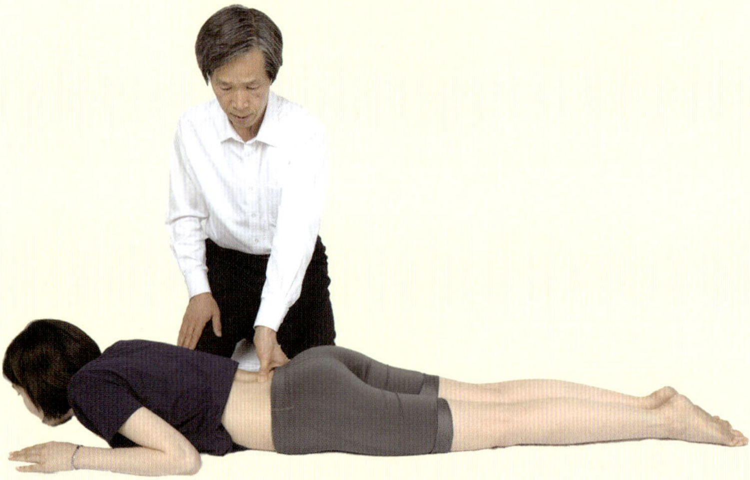

❶~❸ 동작을 5회 반복한다.

2 십칠추하혈 셀프 AM요법

(1) 허리뼈가 앞으로 밀려 전만 되었을 때

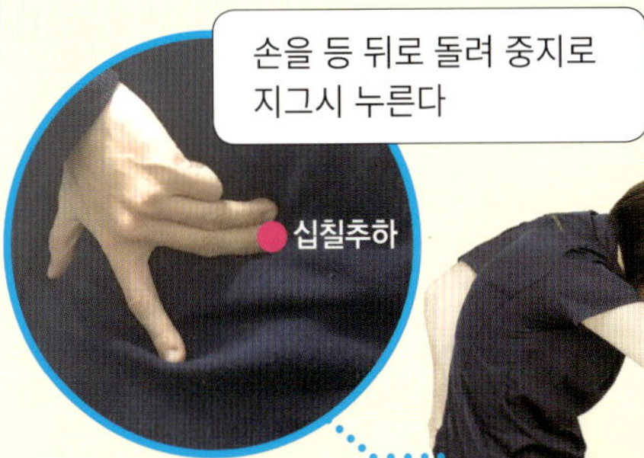

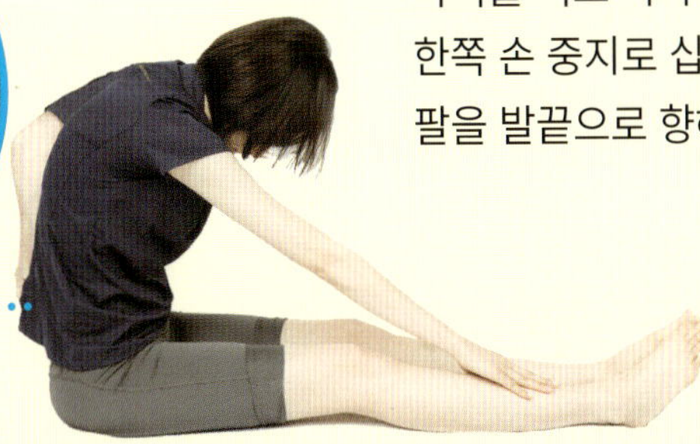

❶ 통증자는 사진과 같이 편안하게 다리를 펴고 바닥에 앉아, 한쪽 손 중지로 십칠추하혈을 누르고, 팔을 발끝으로 향해 허리를 구부린다.

❷ 그리고 한쪽팔을 발목쪽으로 뻗으면서 상체를 굽힌다. 그 상태에서 3초 동안 머무르고 서서히 허리를 편다.

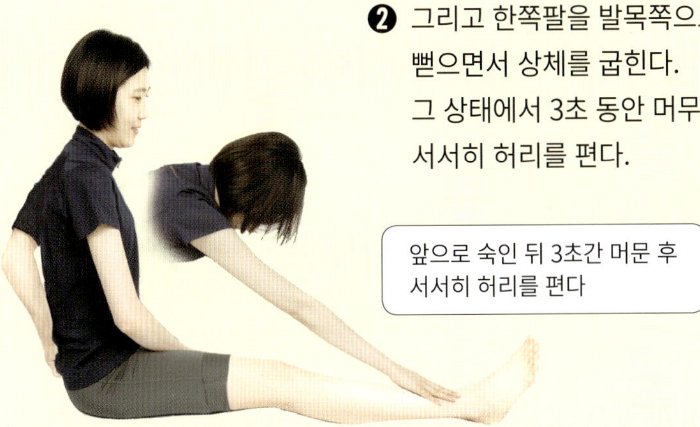
앞으로 숙인 뒤 3초간 머문 후
서서히 허리를 편다

❶~❷ 동작을 5회 반복한다.

(2) 허리뼈가 뒤로 밀려 후만 되었을 때

❶ 통증자는 머리를 똑바로 하여 편안하게 엎드려,
양손을 어깨 넓이로 바닥에 댄다.

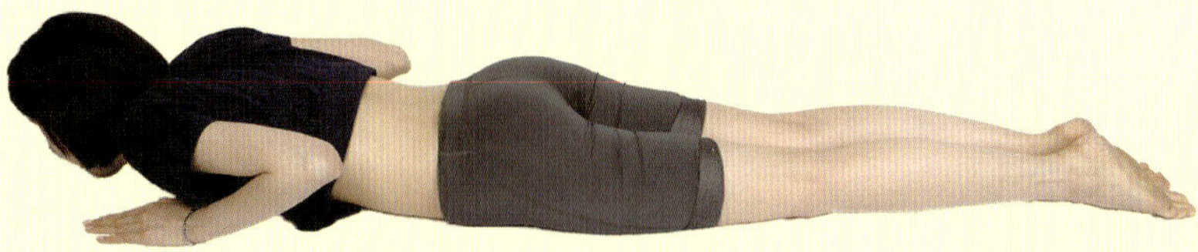

❷ 통증자는 한 손으로 바닥을 지지하고,
다른 손의 엄지나 중지로 '십칠추하혈'을 누르고,
상체를 위로 올려, 3초 동안 머문 후 서서히 상체를 내린다.

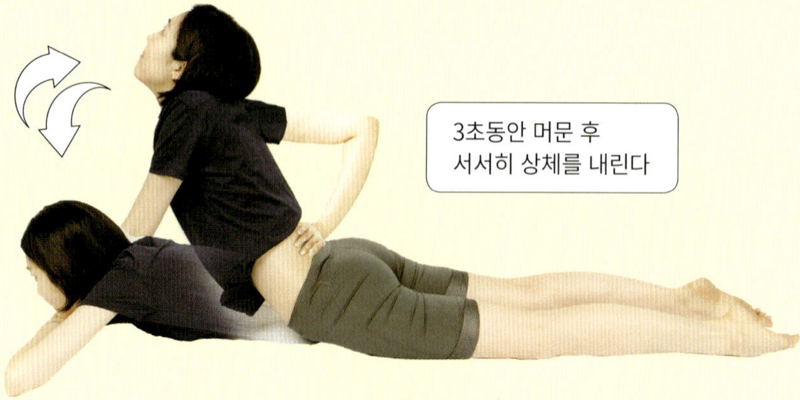

❶~❷ 동작을 5회 반복한다.

그림으로 보는 골다공증 (I)

나이에 따른 뼈의 변화

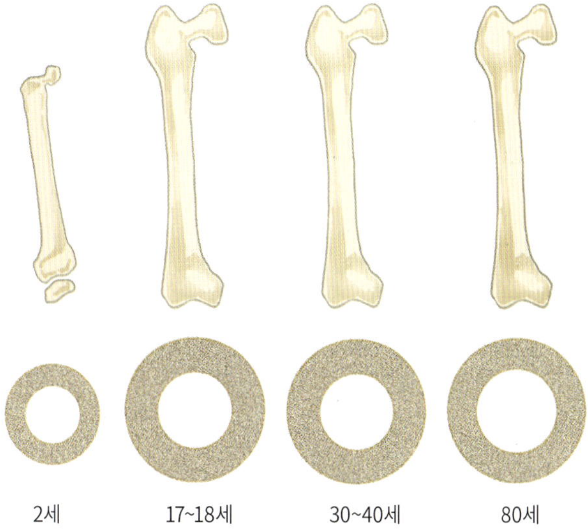

뼈는 평생토록 생성과 성장을 반복합니다.

매년 10%의 뼈가 새로운 조직으로 교체되기 때문에 10년 후면 우리 몸의 뼈전부는 새롭게 교체됩니다.

우리 몸의 뼈는 청소년기를 거쳐 일생 중 뼈의 골밀도가 가장 높은 시기는 20대~ 30대이며 이때를 정점으로 골밀도가 가장 높은 '최대 골량'을 이루게 됩니다.

02 허리디스크로 생긴 통증의 치유혈은 **위중혈**(P.52 참조)과 **요양관혈**이다

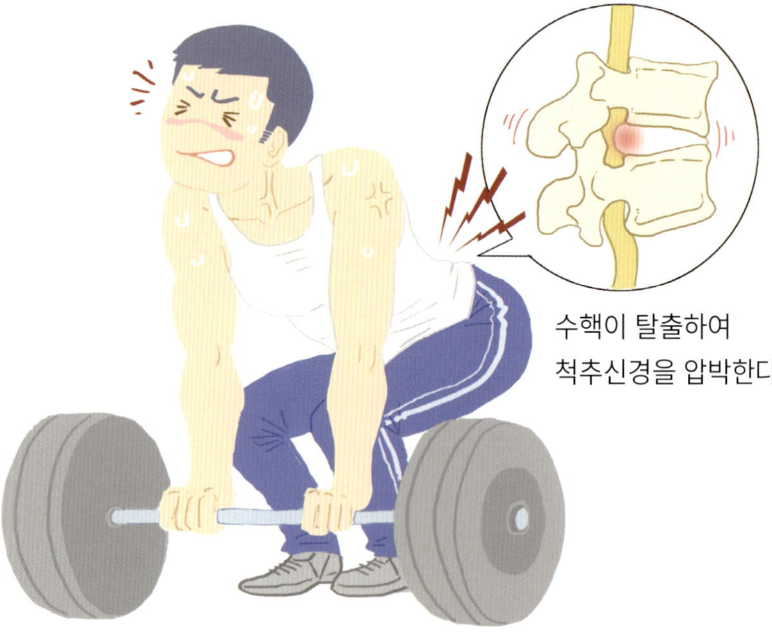

허리디스크는

추골과 추골 사이에 있는 디스크(추간판)가
여러가지 원인에 의해 손상을 입으면,
디스크의 젤리 같은 수핵이 탈출하여
주변을 지나는 척추신경을 압박함으로써
허리에 통증이 발생되는 질환이다.

허리디스크 환자는 똑바로 누워있기가 힘들며,
서 있을 때보다 앉아 있을 때가 통증이 더 심하게 느껴진다.
허리디스크가 더 진행되면
엉덩이, 골반, 다리에 통증과 저림 현상이 나타나게 된다.

허리디스크는
무거운 물건을 들어 올릴 때 발생하는 경우가 많은데,
갑작스럽게 무거운 물건을 들면
허리 사이를 지탱해주는 연골이
추간판 사이로 삐져나오게 된다.

비교적 젊었을 때는
연골이 손상을 입어도 바로 회복되지만,
나이가 들수록 이러한 회복력이 떨어지면서
빠져나온 디스크가 제자리로 돌아오지 못하여
디스크질환으로 이어진다.

요양관혈 혈자리

엉덩뼈 뒤쪽 상단의 좌우 중간지점이 요양관혈이다.
보통 남녀의 허리띠 부위가 엉덩뼈의 상단 경계이며,
뒤쪽 엉덩뼈 상단의 좌우 중간 지점이 요양관혈이다.

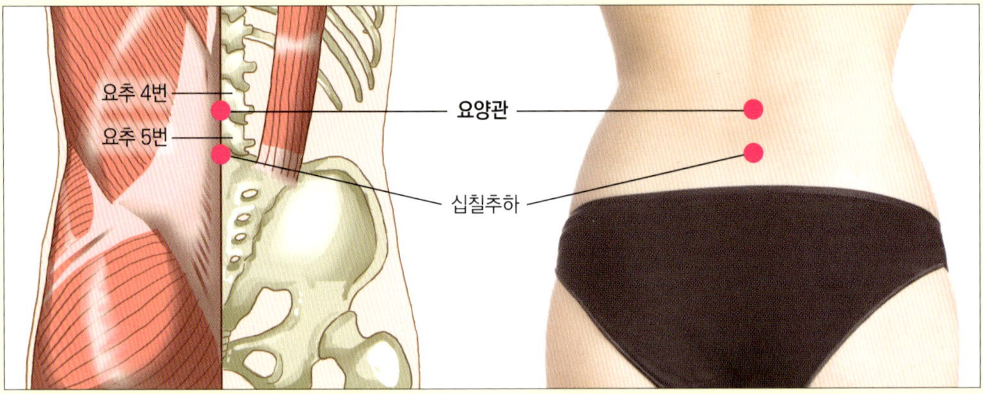

❗ 요양관혈은 해부학적으로 요추 4번과 5번 사이에 위치하고 있다.
요통의 대부분은 이 부위에서 발생하며, 통증이 심한 부위이다.
특히 허리디스크 치유에 효과가 뛰어나다.

요양관혈 잡는법

❶ 통증자는 얼굴을 바로 하고 엎드린다.

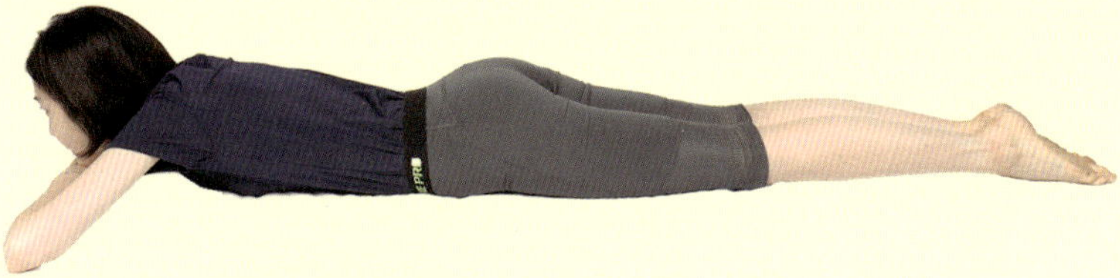

❷ 파트너는 사진과 같이 엄지를 위로 하여 양손으로 통증자의 양쪽 엉덩이뼈 위쪽을 감싼다.

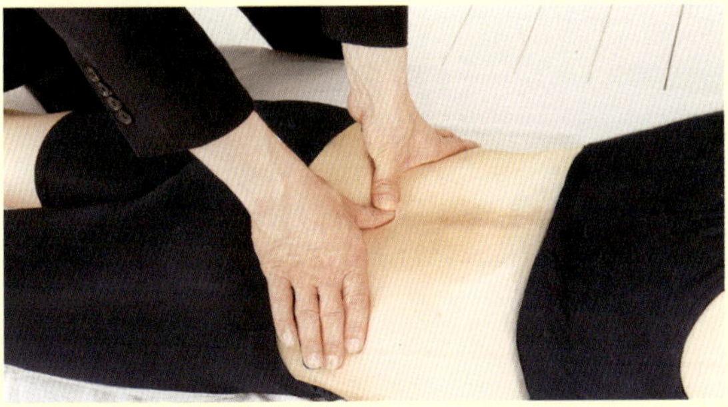

❸ 좌우 엉덩이뼈 (장골) 위쪽을 이은 선의 중간 바로 아래 약간 들어간 부위가 요양관혈이다.

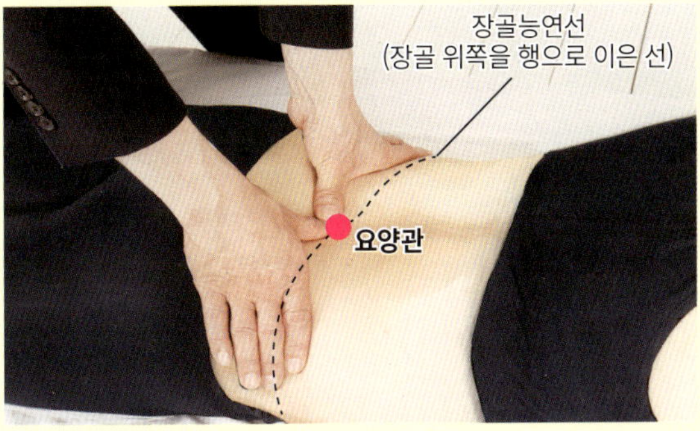

십칠추하혈과 요양관혈 치유할 때
꼭 허리의 전만과 후만을 확인해야 한다

① 전만이면, 다리를 펴고 앉아 허리를 앞으로 숙일 때 불편하다

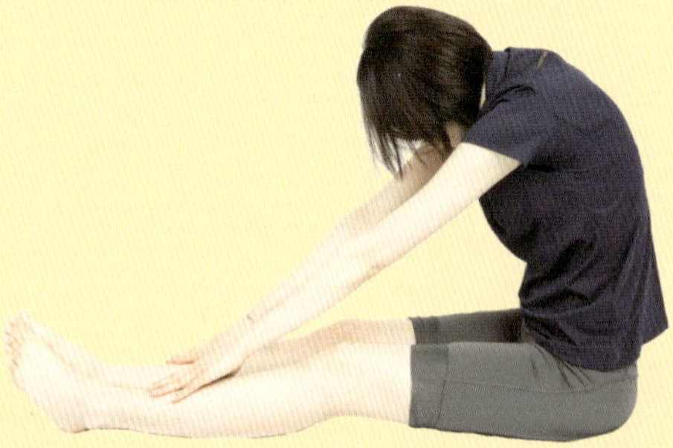

② 후만이면, 엎드려 상체를 올릴 때 불편하다.

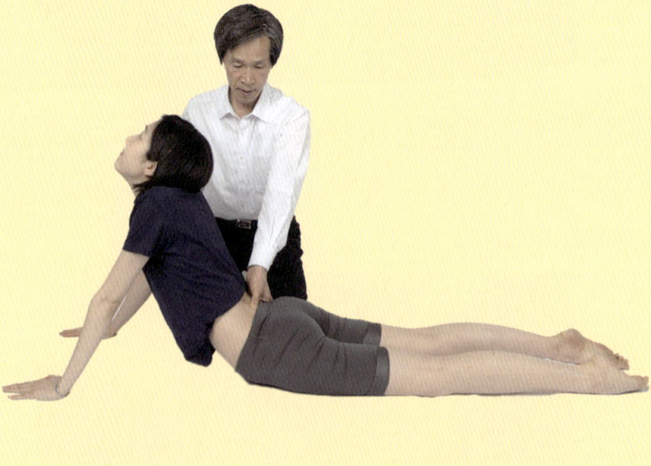

❗ 앉아서 허리를 앞으로 숙일 때 불편하면 전만이고
엎드려서 뒤로 젖힐 때, 불편하면 후만이다.

1 가족 및 다른 사람이 도와주는 요양관혈 파트너 AM요법

(1) 허리뼈가 앞으로 밀려 전만 되었을 때

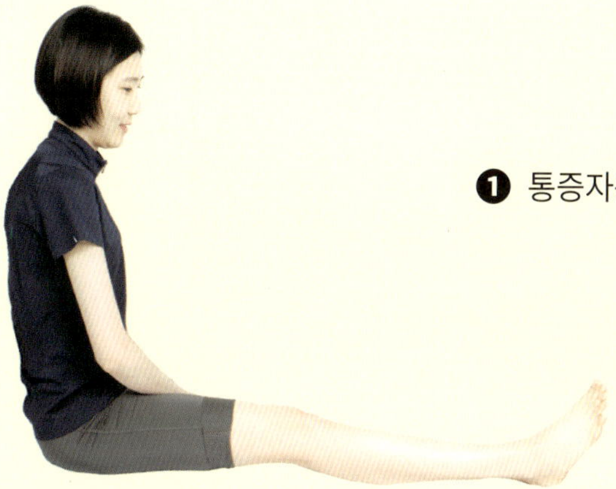

❶ 통증자는 다리를 펴고 앉는다.

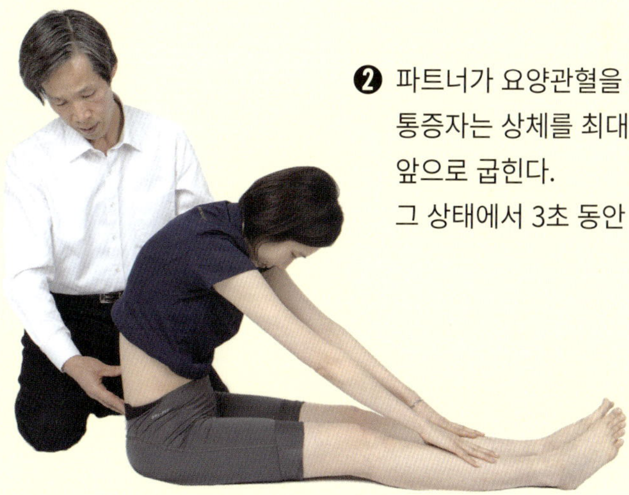

❷ 파트너가 요양관혈을 누르면
통증자는 상체를 최대한
앞으로 굽힌다.
그 상태에서 3초 동안 멈춘다.

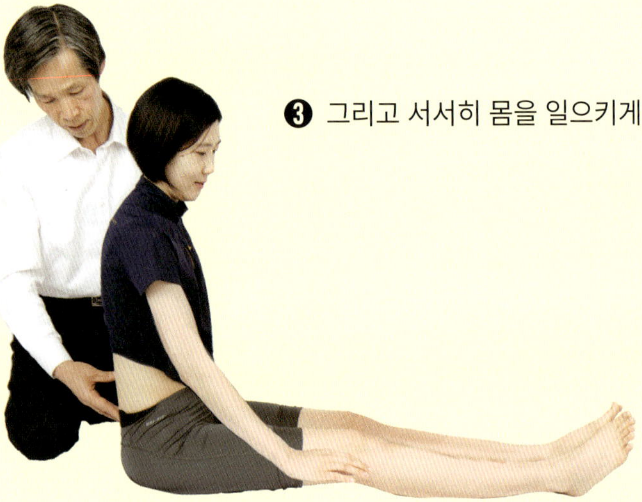

❸ 그리고 서서히 몸을 일으키게 한다.

❶~❸ 동작을 5회 반복한다.

(2) 허리뼈가 뒤로 밀려 **후만** 되었을 때

❶ 통증자가 양손 손바닥을 어깨넓이로 바닥에 대고 엎드리면 파트너는 요양관혈을 누른다.

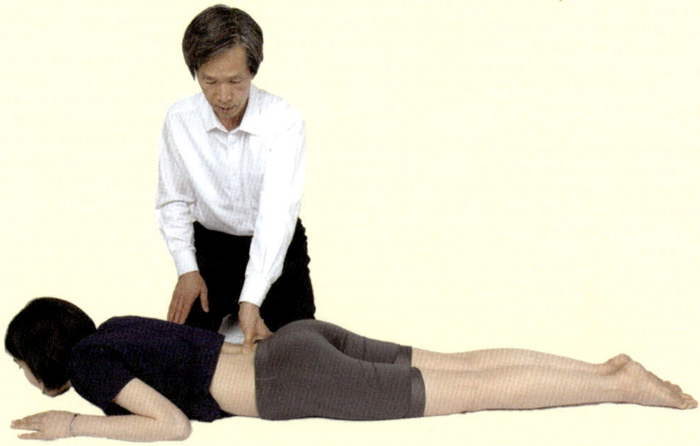

❷ 통증자는 상체를 최대 한 위로 올리고, 올린 상태에서 3초 동안 멈춘다.

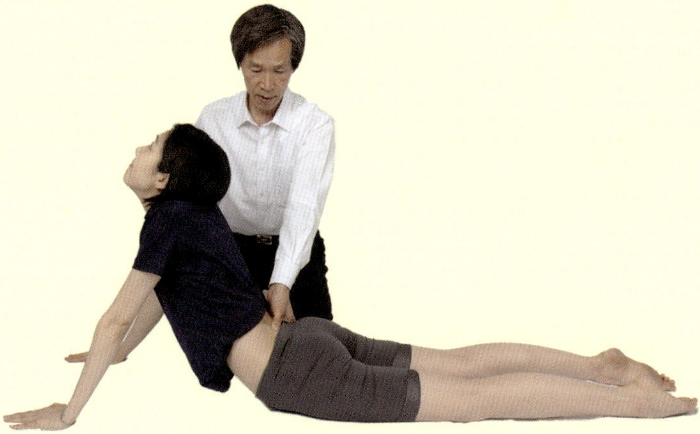

❸ 그리고 상체를 서서히 내린다.

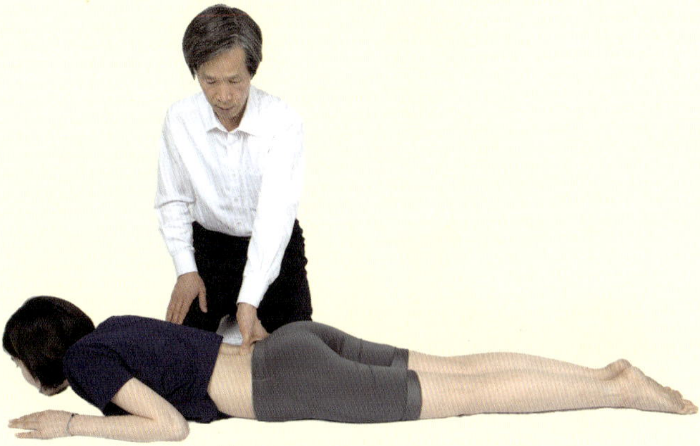

❶~❸ 동작을 5회 반복한다.

2 요양관혈 셀프 AM요법

(1) 허리뼈가 앞으로 밀려 전만 되었을 때

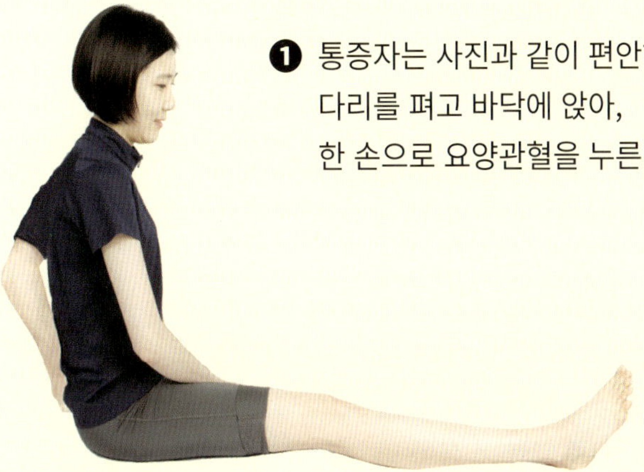

❶ 통증자는 사진과 같이 편안하게
다리를 펴고 바닥에 앉아,
한 손으로 요양관혈을 누른다.

❷ 그리고 한쪽팔을 발목쪽으로 뻗으면서 상체를 굽힌다.
그 상태에서 3초 동안 머무르고 서서히 허리를 편다.

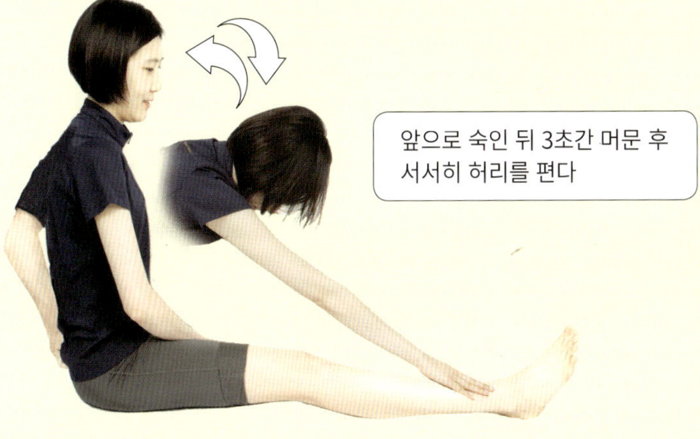
앞으로 숙인 뒤 3초간 머문 후
서서히 허리를 편다

❶~❷ 동작을 5회 반복한다.

(2) 허리뼈가 뒤로 밀려 후만 되었을 때

❶ 통증자는 머리를 똑바로 하여 편안하게 엎드려,
양손을 어깨 넓이로 바닥에 댄다.

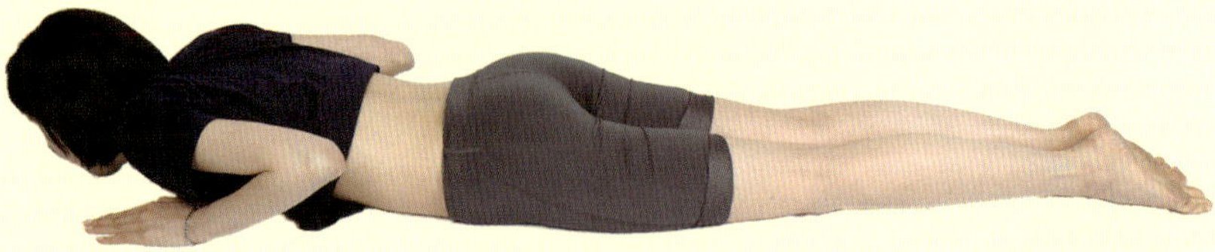

❷ 통증자는 한 손으로 바닥을 지지하고,
다른 손의 엄지나 중지로 '십칠추하혈'을 누르고,
상체를 위로 올려, 3초 동안 머문 후 서서히 상체를 내린다.

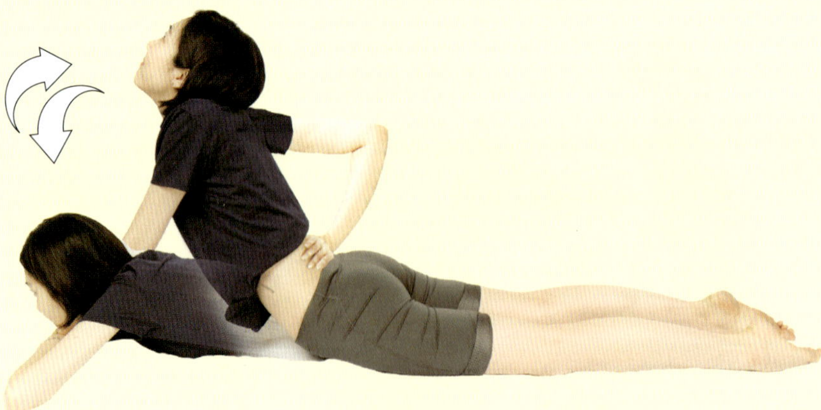

❶~❷ 동작을 5회 반복한다.

그림으로 보는 골다공증 (II)

골다공증 진행에 따른 뼈의 변화

우리몸은 나이가 들면서 장에서의 칼슘 섭취가 줄면서 뼈 생성의 감소로 골다공증이 발생하게 된다.

특히 여성의 경우 폐경 후 5~10년 간 골밀도가 급격하게 약해진다.

골다공증은 뼈의 양이 감소하고 질적인 변화로 인해 뼈의 강도가 약해져서 쉽게 골절되는 골격계 질환이다.

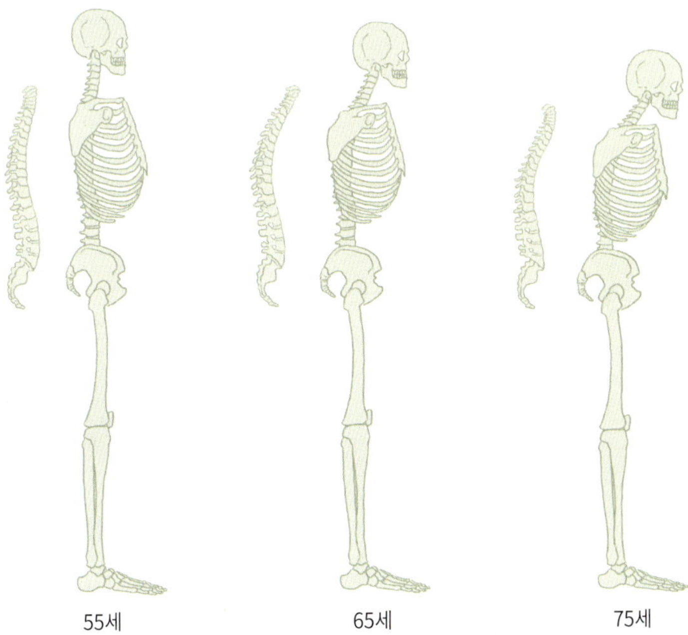

골다공증에 따른 진행성 척추변형

03 요추염좌로 인한 허리 통증 치유혈은 **위중혈**(P.52 참조)과 **양릉천혈**이다

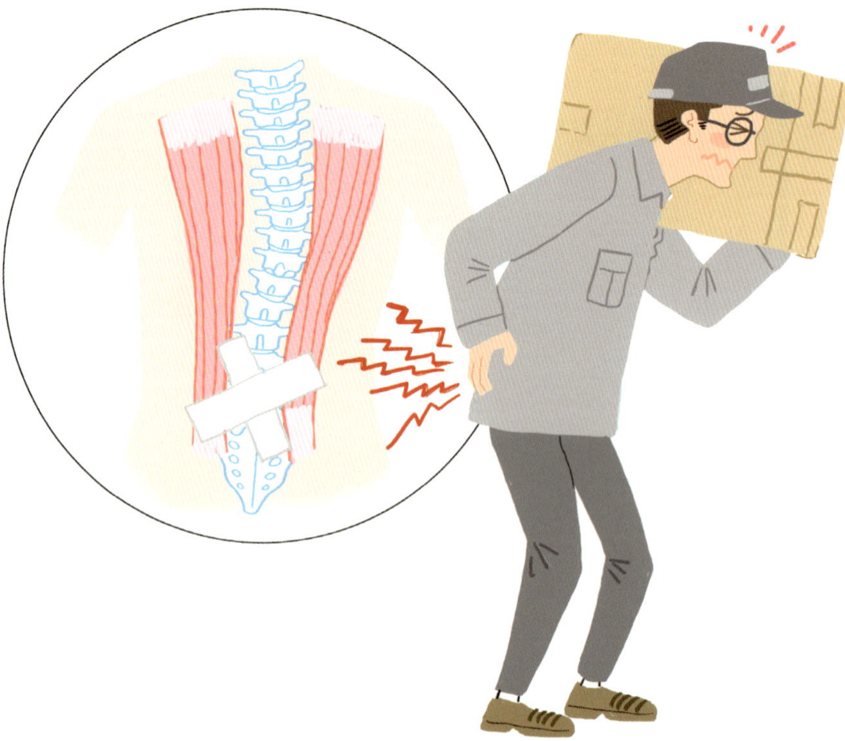

요추 염좌는
허리에 담이 들었거나 허리를 삔 상태를 말한다.
주로 무거운 물건을 잘못 들거나 넘어졌을 때,
또는 가벼운 교통사고 등으로 발생한다.

요추 염좌는
단순한 근육과 인대의 손상,
또는 추간판에서 수핵을 둘러싸는 막인
섬유륜의 일부가 찢어진 경우로 분류된다.

근육만 다친 경우에는
며칠 내로 치유가 되지만
추간판에서 수핵을 둘러싸는
섬유륜의 일부가 찢어지면
허리디스크로 발전할 수 있다.

양릉천혈 혈자리

무릎을 굽혔을 때 바깥쪽에 튀어나온 뼈(비골두)에서 앞쪽 바로 아래 오목하게 들어간 부위이다.

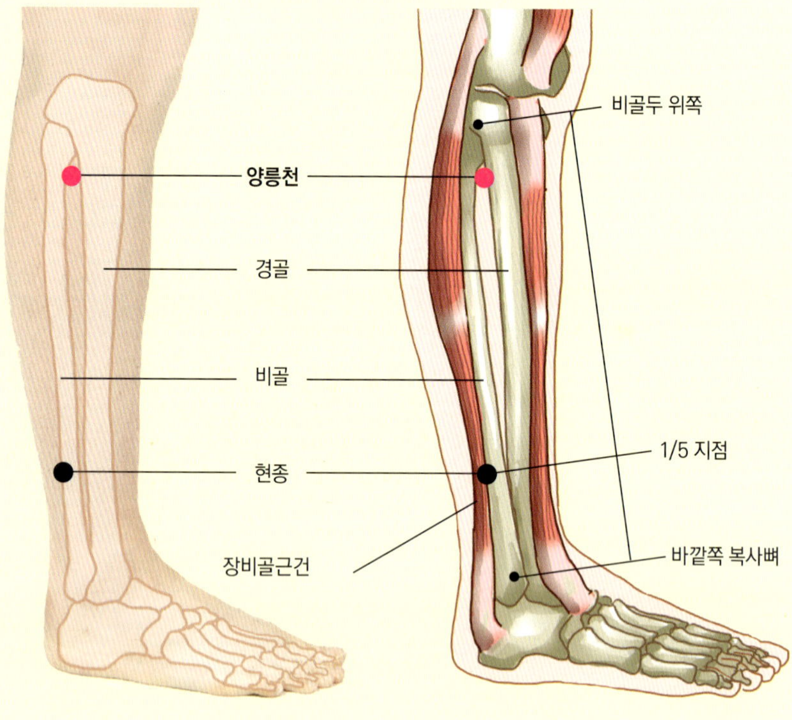

❗ 양릉천혈은 습열을 제거해주고 근육을 튼튼하게 해주며, 머리에서 발끝까지 근육에 관련된 병에 매우 효과적이다. 근육의 병적증상으로 운동장애와 경련을 일으킬 때에도 효과가 있으며, 특히 좌골신경통이 다리 외측으로 나타나는 경우 효과가 뛰어나다.

양릉천혈 잡는법

❶ 통증자는 사진과 같이 무릎을 90도로 굽힌다.

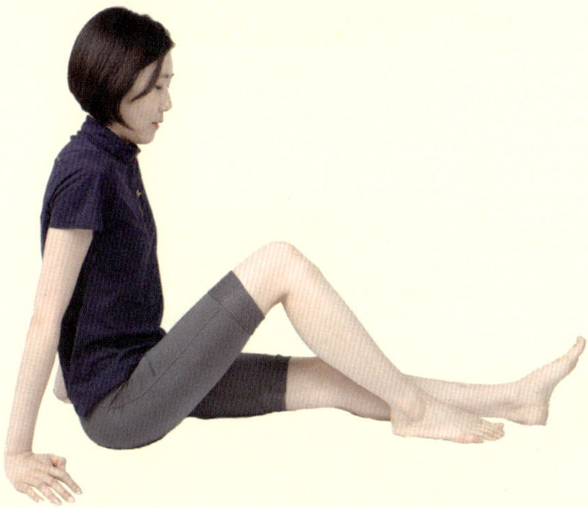

❷ 사진과 같이 비골두 앞쪽아래(대각선 방향)에 위치한다.

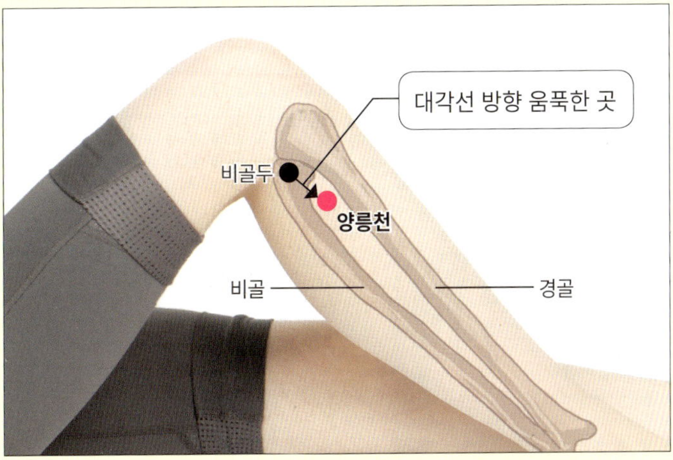

❸ 경골과 비골 사이에 위치하며 약간 들어간 부위이다.

양릉천혈 AM요법

1 가족 및 다른 사람이 도와주는 양릉천혈 파트너 AM요법

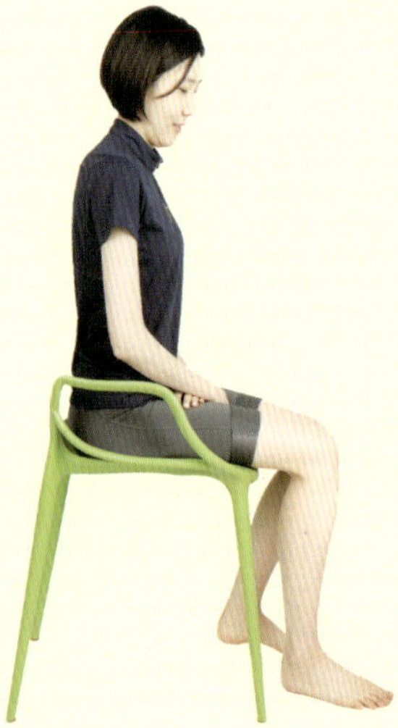

❶ 통증자는 편안한 자세로 의자에 앉는다.

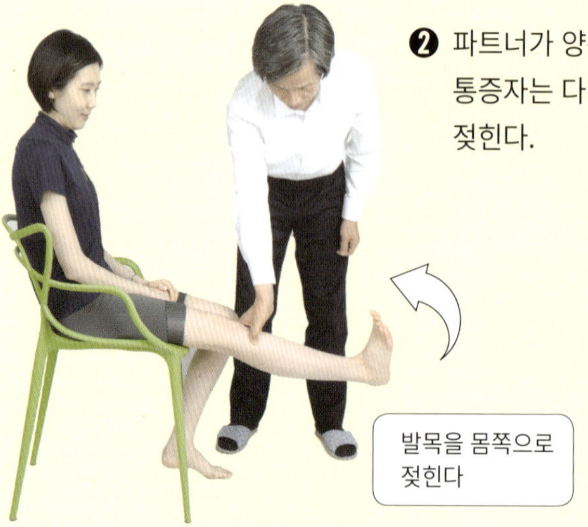

❷ 파트너가 양릉천혈을 누르면, 통증자는 다리를 펴고 발목을 젖힌다.

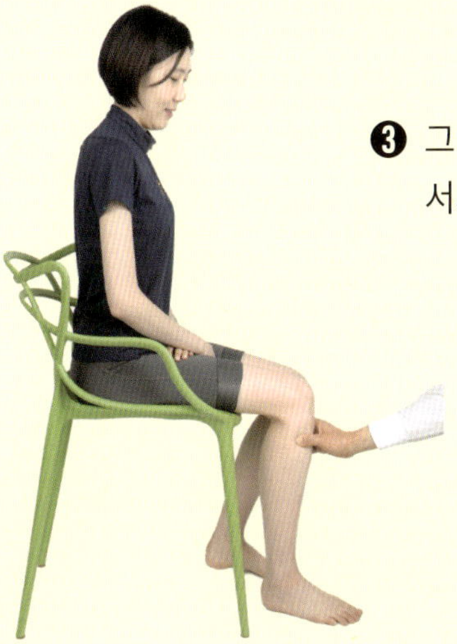

❸ 그 상태에서 3초 동안 머무르고
서서히 다리를 내린다.

❶~❸ 동작을 5회 반복한다.

주의사항

파트너는 통증자의
오른쪽 다리의 경우 왼쪽 엄지로
왼쪽 다리는 오른쪽 엄지로
양릉천혈을 자극하여,
통증자가 다리를 펴면
반대편 손으로 받칠 수
있도록 한다.

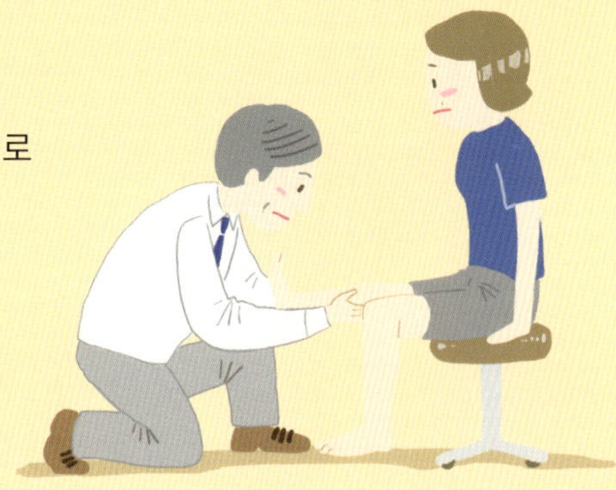

2 양릉천혈 셀프 AM요법

❶ 자연스럽게 바닥에 다리를 펴고 앉는다.

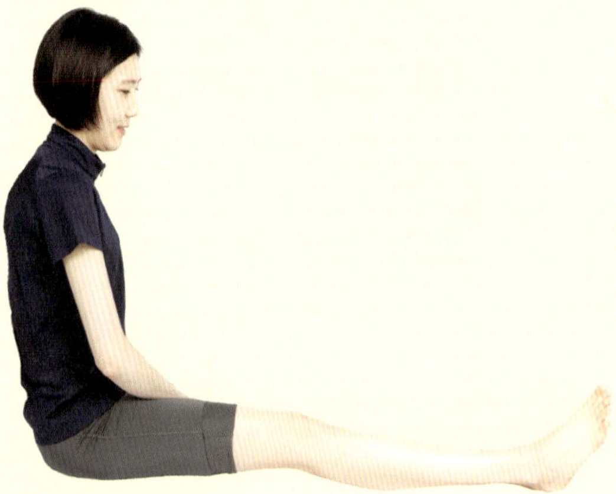

❷ 엄지로 양릉천혈을 누른다.

❸ 다리를 굽히고 3초 머문 후 다리를 편다.

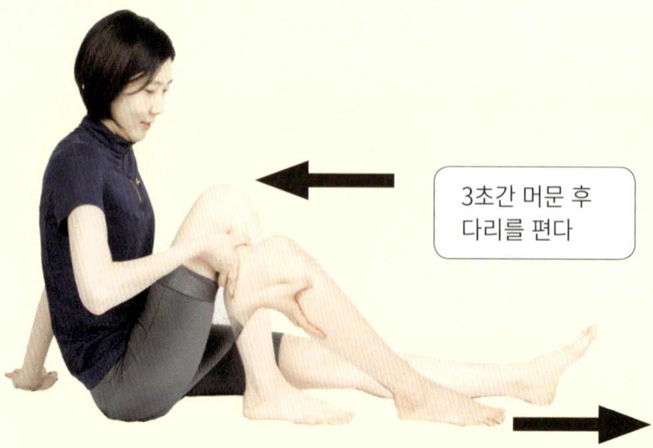

❶~❸ 동작을 5회 반복한다.

그림으로 보는 골다공증 (Ⅲ)

일차성 골다공증

노화에 의하여 자연적으로 발생하는 일차성 골다공증

① 노인성 골다공증과

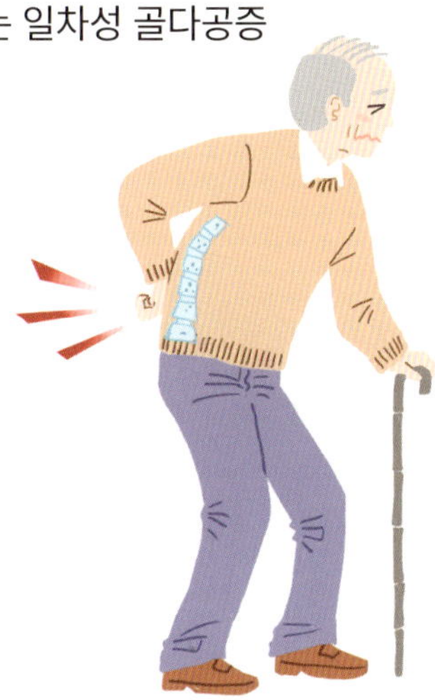

노인성 골다공증

② 여성의 폐경 후 골다공증
폐경 후 여성의 심한 후굴증
대동맥에 석회회가 발생

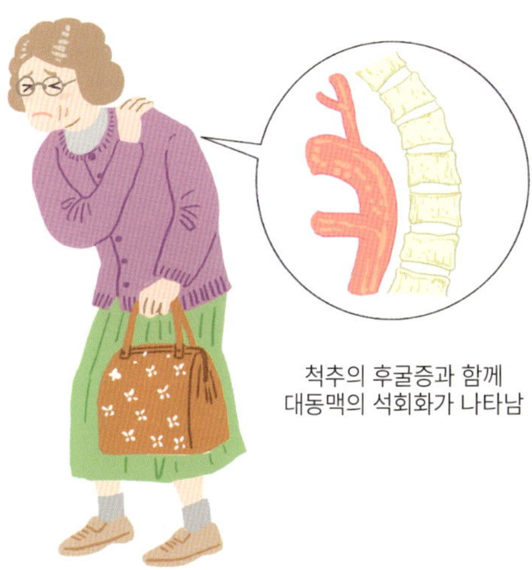

척추의 후굴증과 함께
대동맥의 석회화가 나타남

04 엉덩이 환도부위 통증 치유혈은 **위중혈**(P.52 참조)과 **현종혈**이다

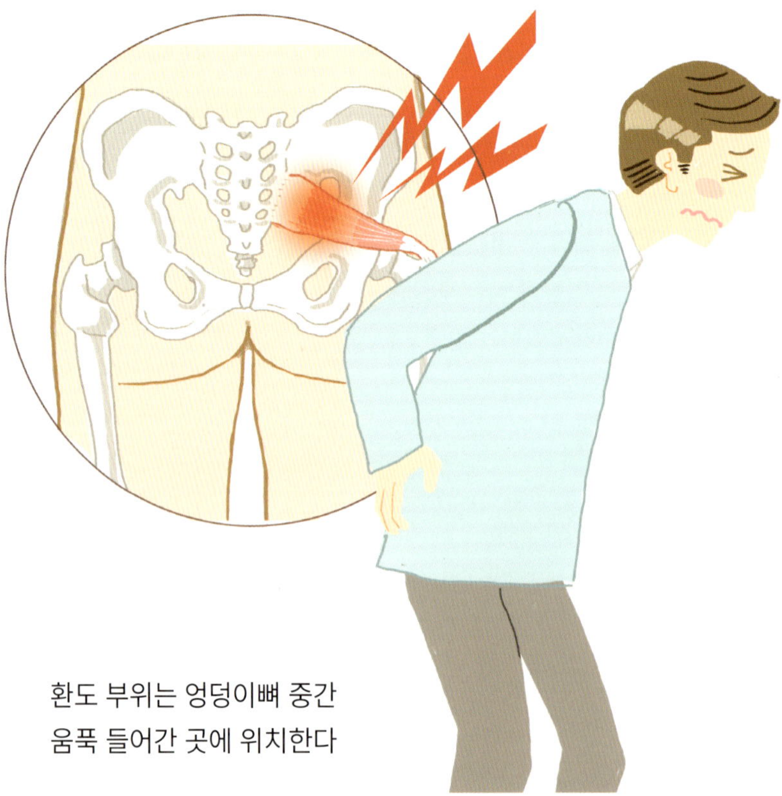

환도 부위는 엉덩이뼈 중간
움푹 들어간 곳에 위치한다

- 골반뼈 또는 꼬리뼈가 아프고
  누워서 자세를 바꿀 때, 걸을 때
  엉덩이 뒤쪽이 아프다.

- 환도혈 부위에 이상이 있으면
  앉아 있다가 일어날 때,
  또 고개 숙여 세수하고 허리를 펼 때
  통증이 가장 심하다.

- 증상이 진행됨에 따라
  둔부가 점점 튀어나오고,
  허벅지가 바깥으로 향하며
  한쪽다리를 끌고 다닐 정도로
  통증이 심해진다.

“환도부위 통증”의 환도부위란?

양 넓적다리뼈의 위쪽 가운데에 위치하며 엉덩이뼈 중간 움푹 들어간 부위이다.

환(環)은 고리처럼 구부러진 것, 도(跳)는 도약(跳躍)을 가리킨다. 이 혈에 자침하면 하지마비 환자도 도약할 수 있게 된다고 하여 환도라고 부른다.

환도부위의 통증은
“환도선다”는 것으로 부르기도 한다.

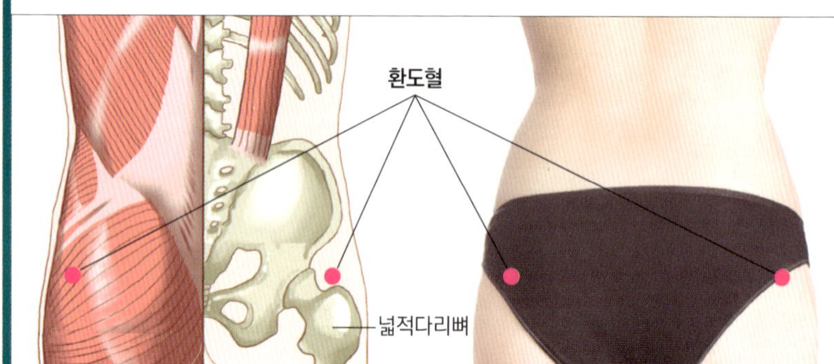

현종혈 혈자리

바깥쪽 복사뼈에서 위로 3촌 올라간 지점이다.

이 혈은 비골후연과 장비골근건의 사이에 있고 거기에서 뼈가 단절되어 도랑 모양처럼 보이므로 절골(絶骨)이라고도 한다.

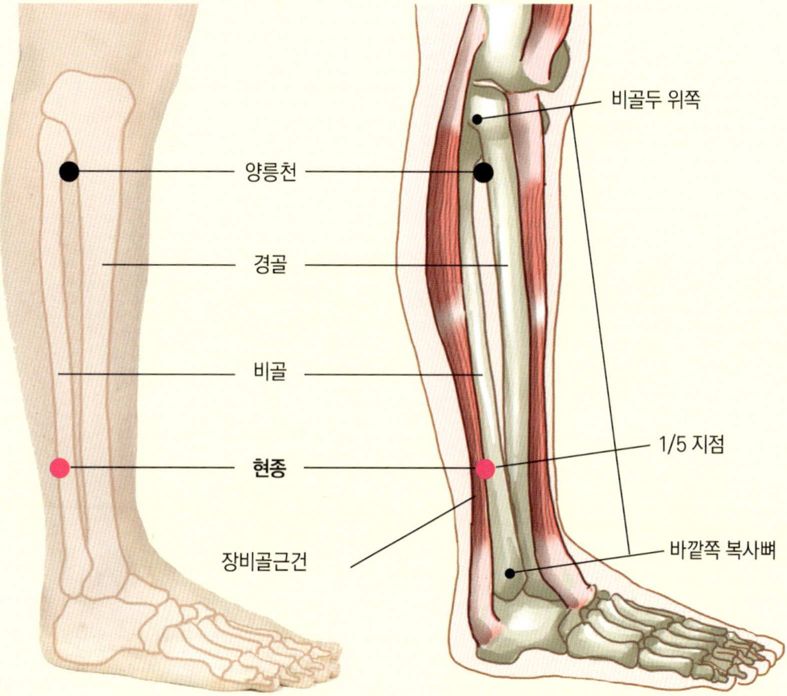

❗ 비골두위쪽과 바깥쪽 복사뼈 제일 높은 곳(외과첨)을 5등분하여 외과첨에서 5분의1인 곳에 현종을 취혈한다.

현종혈은 담경에 위치하고 있으며, 늑간신경통과 좌골신경통 특히 엉덩이 환도부위 통증 치유에 효과적이다.

현종혈 잡는법

❶ 통증자는 사진과 같이 바닥에 양팔을 편안하게 짚고 앉는다. 그리고 한쪽 무릎을 약 90도 각도로 굽힌다.

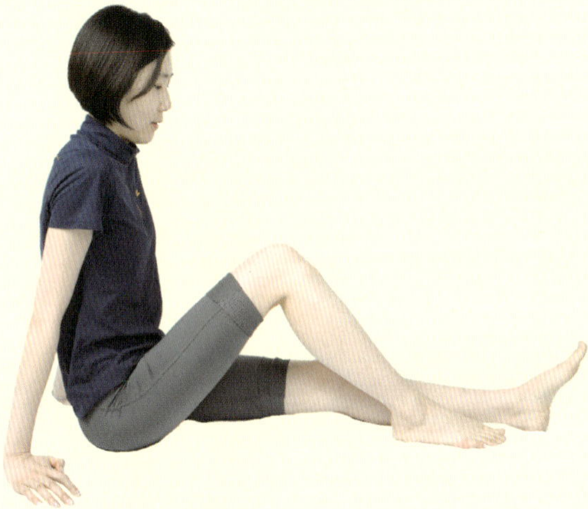

❷ 비골두 위쪽 끝(상연)과 바깥쪽 복사뼈 제일 높은 곳(외과첨)을 5등분하여, 외과첨에서 1/5 지점이 현종혈이다

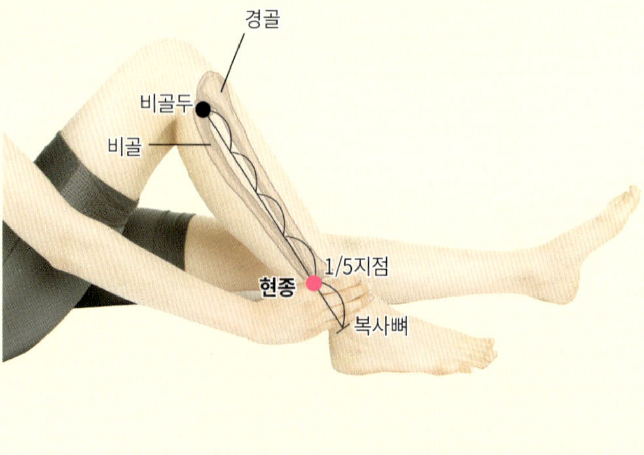

현종혈 쉽게 잡는 법

① 바깥쪽 복사뼈 제일 높은 곳(외과첨)에 통증자의 손바닥을 댄다.

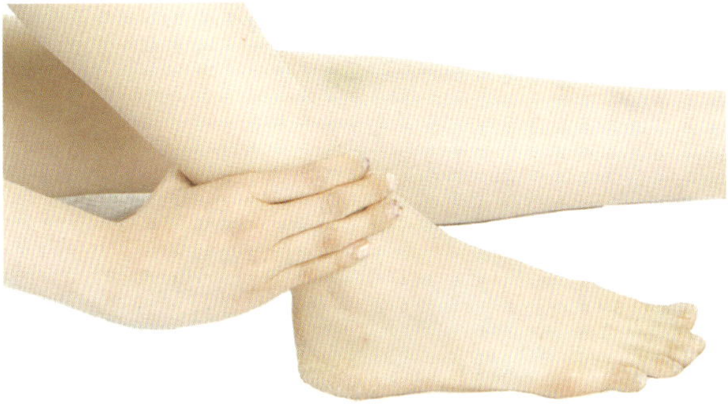

② 통증자의 네 손가락을 3촌으로 하여 그 위쪽 지점의 종아리뼈(비골) 뒤쪽부위가 현종혈이다.

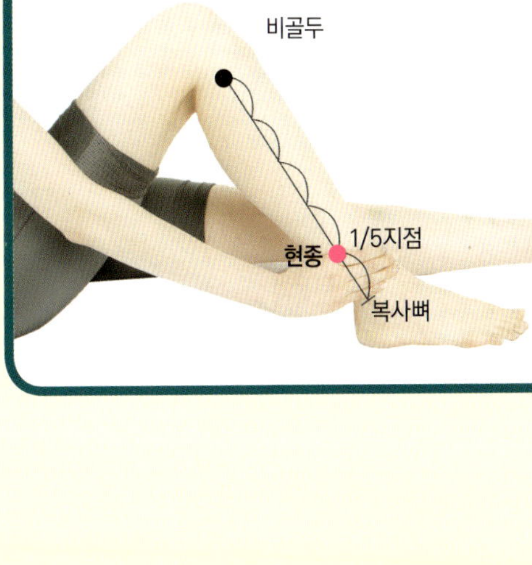

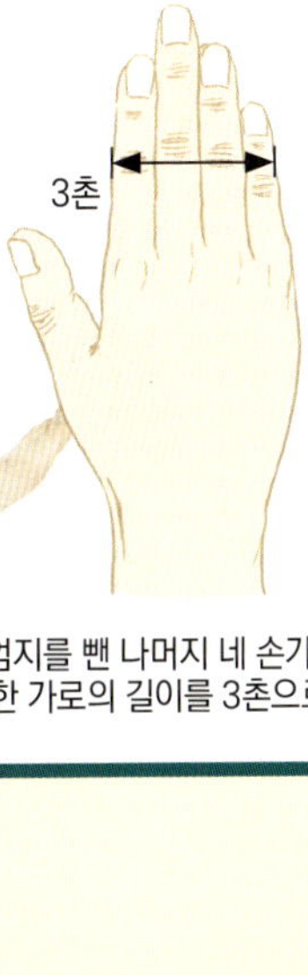

엄지를 뺀 나머지 네 손가락을
합한 가로의 길이를 3촌으로 한다

1 가족 및 다른 사람이 도와주는 현종혈 파트너 AM요법

❶ 통증자는 사진과 같이 편안하게 다리를 펴고 앉는다.

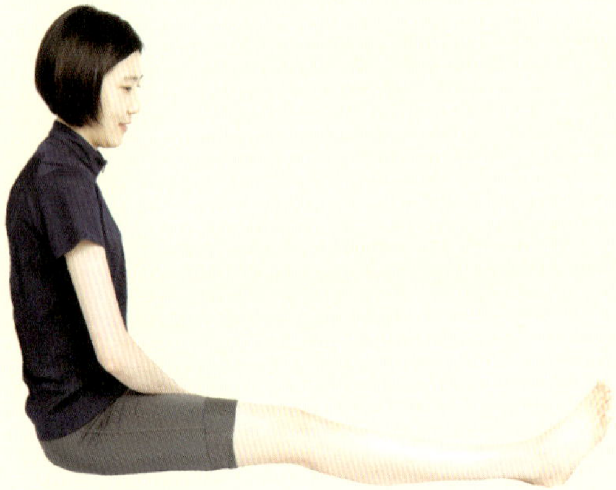

❷ 파트너는 통증자의 아픈 발의 현종혈을 엄지나 검지로 누른다

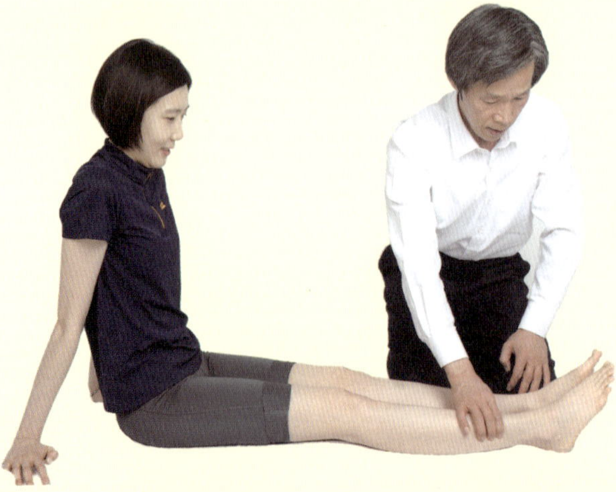

❸ 통증자는 발목을 최대한 젖히고 3초 동안 머문 후 발목을 펴고 3초 동안 머문다.

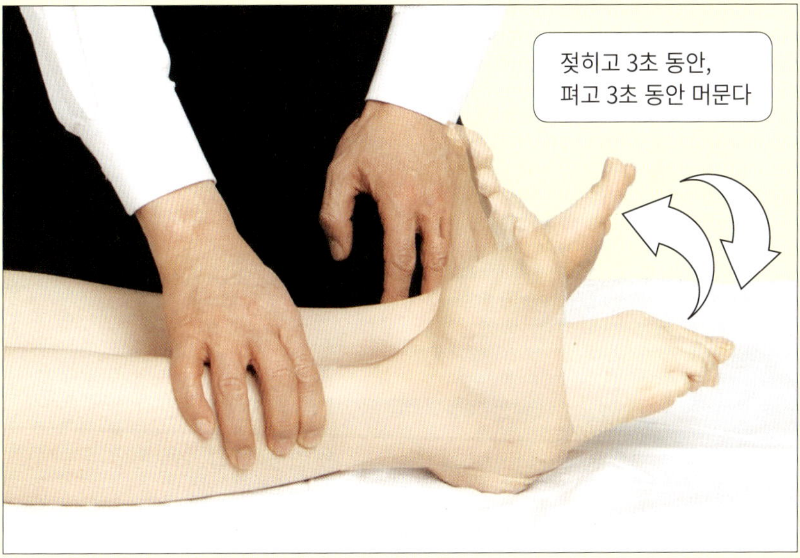

❶~❸ 동작을 5회 반복한다.

2 현종혈 셀프 AM요법

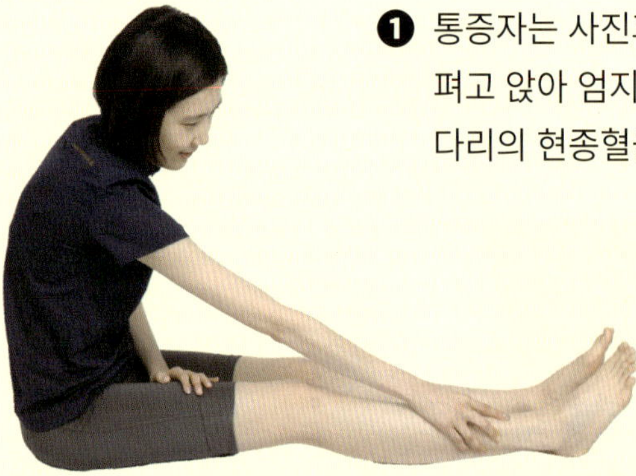

❶ 통증자는 사진과 같이 편안하게 다리를 펴고 앉아 엄지 또는 중지로 아픈 쪽 다리의 현종혈을 누른다.

❷ 발목을 발 등 쪽으로 젖히고 3초 동안 머문 후, 발목을 펴고 3초 동안 머문다.

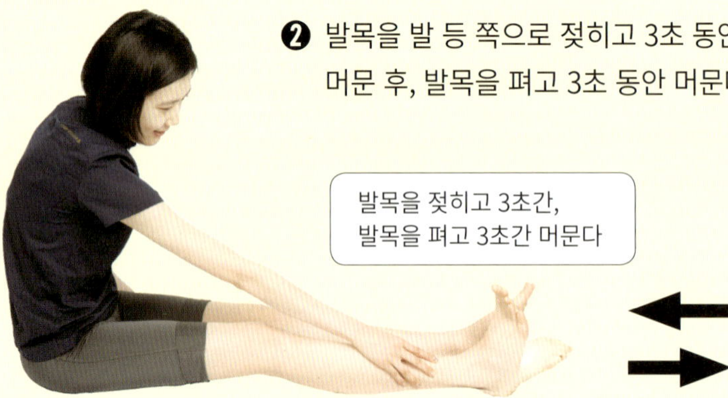
발목을 젖히고 3초간,
발목을 펴고 3초간 머문다

❶~❷ 동작을 5회 반복한다.

그림으로 보는 골다공증 (Ⅳ)

이차성 골다공증은

여러 질환 및 약물 등으로 인해 발생하는 이차성 골다공증

- 각종 질병 : 당뇨병. 염증성 장질환, 류마티스 관절염, 만성 신부전, 만성 폐쇄성 폐질환, 악성 종양 등

- 각종 약물 : 스테로이드제, 항암제 등으로 인해 발생된 골다공증을 말합니다.

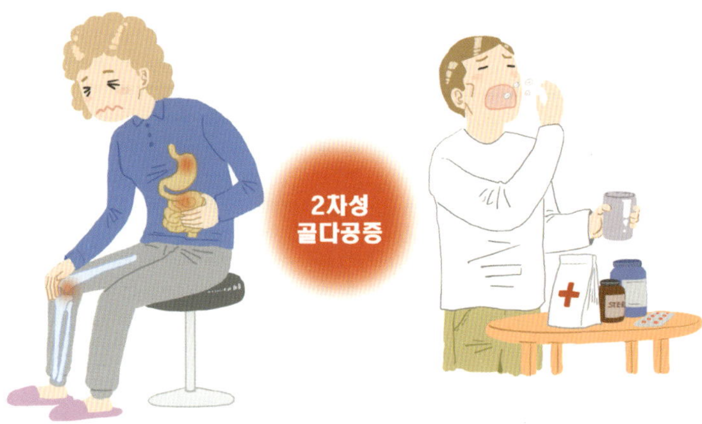

신부전, 만성 장질환, 류마티스 관절염,
악성 종양, 당뇨 등이 원인

스테로이드제, 항암제 등의
각종 약물이 원인

05 엉덩이 천장관절 통증 치유혈은 **위중혈**(P.52 참조)과 **승산혈**이다

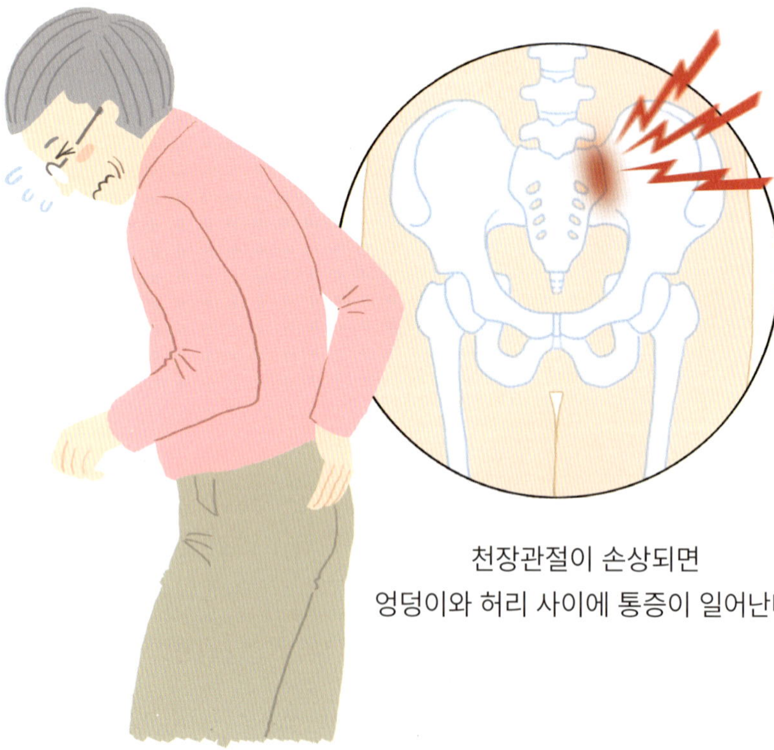

천장관절이 손상되면
엉덩이와 허리 사이에 통증이 일어난다

천장관절을
흔히 골반으로 부르는데,
사실은 엉덩이뼈(장골)와 허리뼈 아래쪽에 있는
엉치뼈(천골)사이의 관절을 말한다.

천장관절은
많은 근육과 인대가 부착되어 있어
걷거나 뛰는 경우 발생되는 하중에 대해
몸의 균형을
안정되게 유지하는 기능을 가지고 있다.

천장관절에
지속적으로 불균형하게 힘이 가해지면,
골반을 둘러싼 근육과 인대의 안정성이 떨어지면서
천장관절에 영향을 미쳐 통증이 유발된다.

천장관절통증은 허리 통증과 함께,
아픈 쪽의 엉덩이와
엉덩이 아래 부위로 통증이 나타나며
지속적으로 쑤시는 특징을 가지고 있다.

이러한 통증은
엉덩이와 허벅다리를 타고 아래로 내려가지만
무릎 밑으로는 내려가지 않는다.

승산혈 혈자리

무릎 뒤 횡문 중앙의 위중과
양쪽 복사뼈 높이의 발뒤축 중앙과의 중간 부위이다.
엎드려서 발끝에 힘을 주고 발끝을 당길 때
인(人)자형으로 움푹 들어간 곳이다.

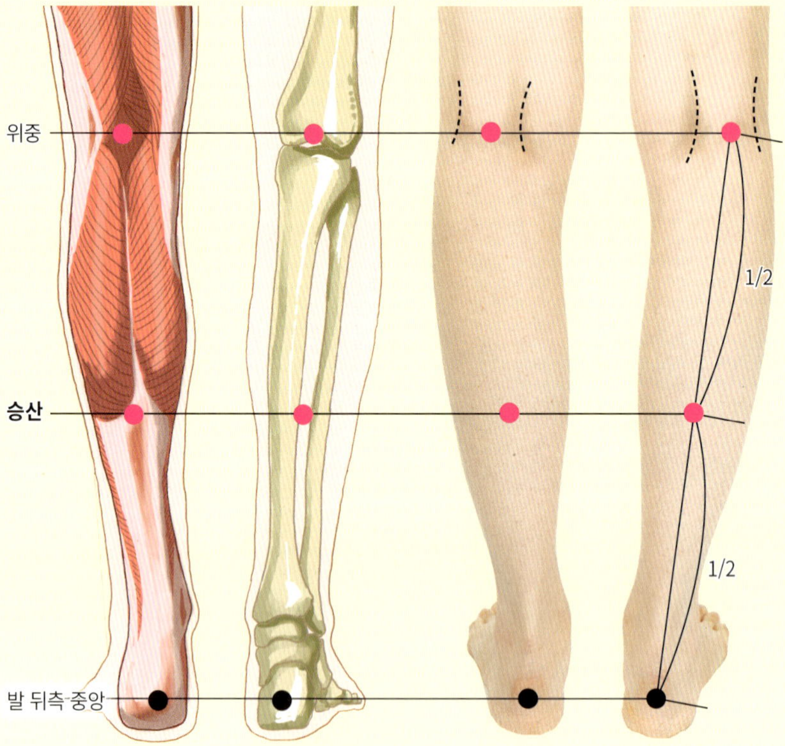

이상근증후군을 치유하는 혈이며, 다리 뒤쪽으로 당기는 좌골신경통에 효과가 있다. 그리고 다리에 쥐가 날 적에 효과가 뛰어나다.

승산혈 잡는법

❶ 통증자는 얼굴을 바로 하고 엎드린다.

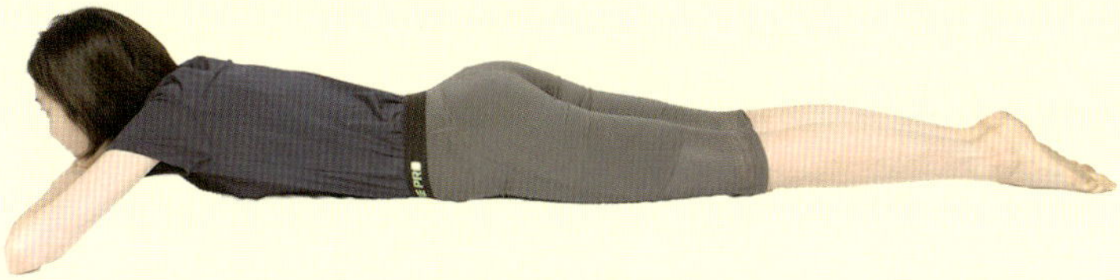

❷ 파트너는 무릎 뒤 횡문 중앙의 위중과
양쪽 복사뼈 높이의 발뒤축 중앙과의 중간에 위치한다.

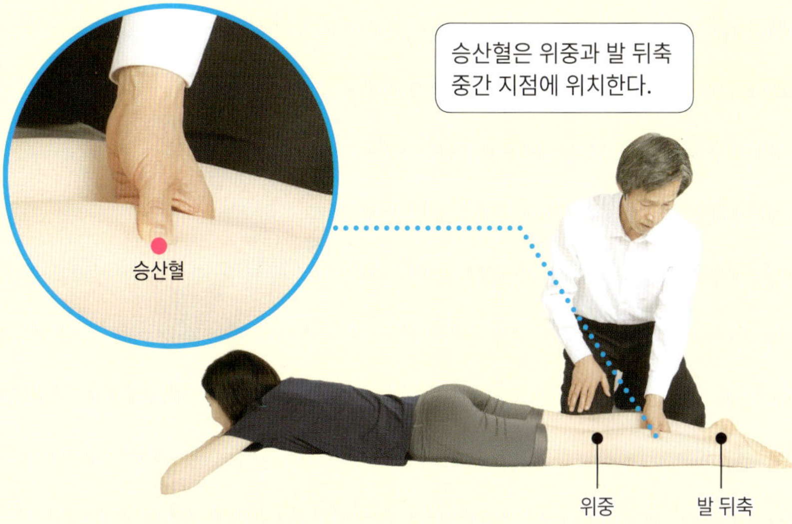

1 가족 및 다른 사람이 도와주는 승산혈 파트너 AM요법

❶ 통증자가 사진처럼 손을 턱에 괴고 정면을 바라보고 엎드리면

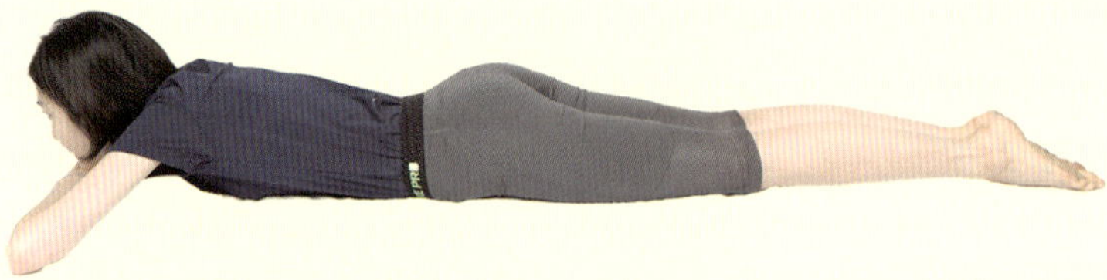

❷ 파트너는 통증자의 승산을 누른다.

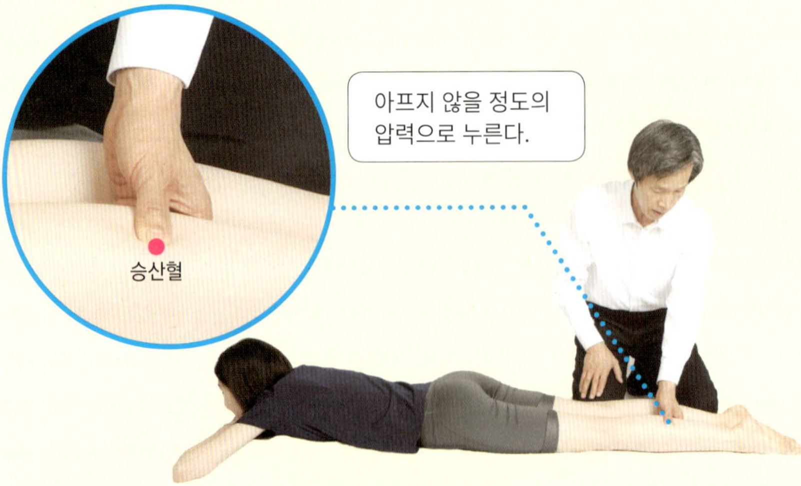

❗ 승산혈을 누를 때 아프지 않을 정도의 적당한 압력으로 누른다.

❸ 파트너가 승산혈을 누르면
통증자는 발목을 편 상태에서 다리를 올리고 3초 머문 후 내린다.

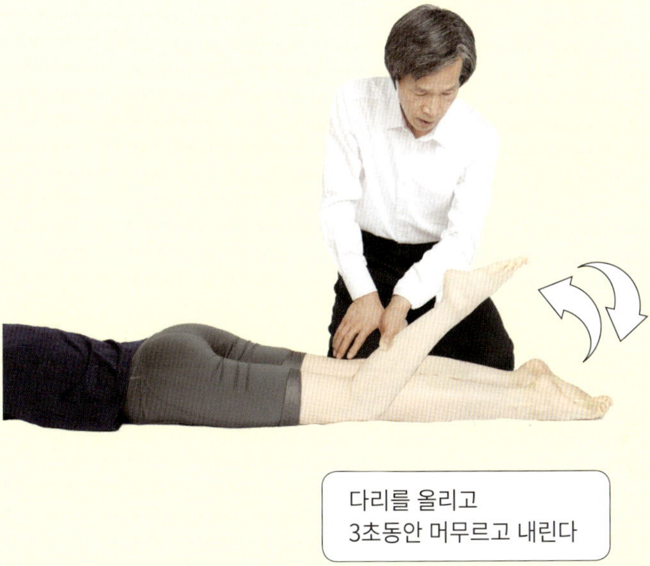

❶~❸ 동작을 5회 반복한다.

2 승산혈 셀프 AM요법

❶ 통증자는 사진과 같이 편안하게 앉아 아픈 쪽 다리를 펴고 아픈 쪽 다리의 승산혈을 중지로 누른다.

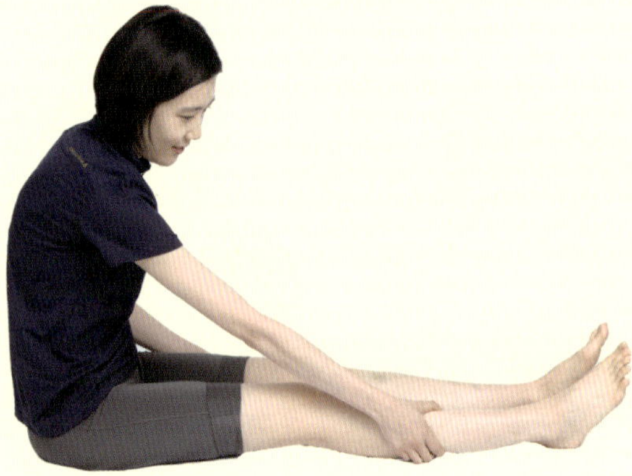

❷ 발목을 펴고 3초 동안 머물고, 다시 발목을 젖혀 3초 동안 머문다.

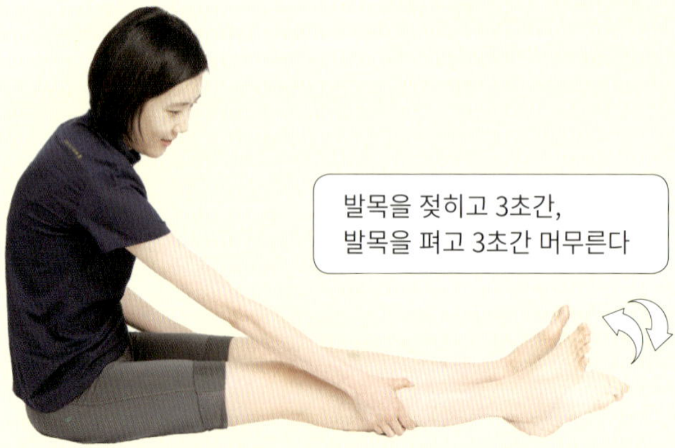

❶~❷ 동작을 5회 반복한다.

골절의 증상 및 치료

증상

대부분 증상이 없지만 골절이 생기면 통증이 생기고, 골절이 발생한 부위에 따라 다양한 증상이 나타날 수 있다. 모든 부위에서 골절이 일어날 수 있지만, 특히 손목뼈, 척추, 고관절(대퇴골)에서 골절이 자주 발생한다.

진단

골밀도 검사를 통해 진단한다. 골밀도의 정도는 같은 인종, 같은 성(性)별의 젊은 사람의 평균 골밀도에서 위, 아래 표준편차를 나타내는 T값으로 표시하며, T값이 -2.5 미만일 경우 골다공증으로 진단한다.

검사

골밀도 검사 방법으로는 이중에너지 X선 흡수계측법(dual energy X-ray absorptiometry; DXA), 초음파, 정량 전산화단층촬영술(quantitative CT) 등이 있다. 이 중 DXA가 대부분의 병원에서 이용되는 표준화된 방법이다.

초음파의 경우 기계의 이동이 쉽기 때문에 보통 선별검사에 많이 쓰이지만, 종종 DXA법에 의한 결과와 상이하게 나타날 수 있다. 정량 전산화단층촬영술의 경우 요추(lumbar spine), 팔뚝(forearm)이나 정강이뼈(tibia)를 측정하는데, 3차원적으로 재구성하여 실제 밀도를 알 수 있다는 장점이 있지만 방사선 노출량이 많다.

치료

운동은 뼈를 튼튼하게 할 뿐만 아니라 평형감각 유지 등에 좋은 영향을 미쳐 넘어질 가능성이 줄어든다.

모든 약물치료에는 칼슘과 비타민 D를 함께 투여해야 한다.

약제로는 전통적으로 폐경기 여성에게 많이 사용되는 여성호르몬 제제, 비스포스포네이트(bisphosphonate) 제제, 부갑상선호르몬 등이 있다. 여성호르몬은 골절 감소의 효과가 있지만 혈전증과 유방암의 위험을 높힐 수 있다. 이를 보완하기 위한 약제가 라록시펜(raloxifene)으로 이 약제는 척추 골절 예방의 효과가 있다.

경과/합병증

골절로 인한 통증 외에도 여러 가지 합병증이 발생할 수 있다.

척추 골절의 경우 키가 줄어들고 허리가 휠 수 있다.

예방방법

과도한 음주를 삼가하고 흡연은 중단하며 적절한 유산소 운동과 스트레칭 등이 골량 유지에 효과적이다.

지 않으면 시력교정을 통해 넘어질 가능성을 낮추어야 한다. 걷다가 걸려서 넘어지지 않도록 전선 코드나 카펫 등도 잘 정리한다.

식이요법

적절한 칼슘 및 비타민 D 섭취에는 우유, 치즈, 표고버섯 등이 도움이 되며, 짠 음식을 피해야 한다.

06 좌우 양 옆구리 뒤쪽 신장부위 통증 치유혈은 **위중혈**(P.52 참조)과 **신유혈**이다

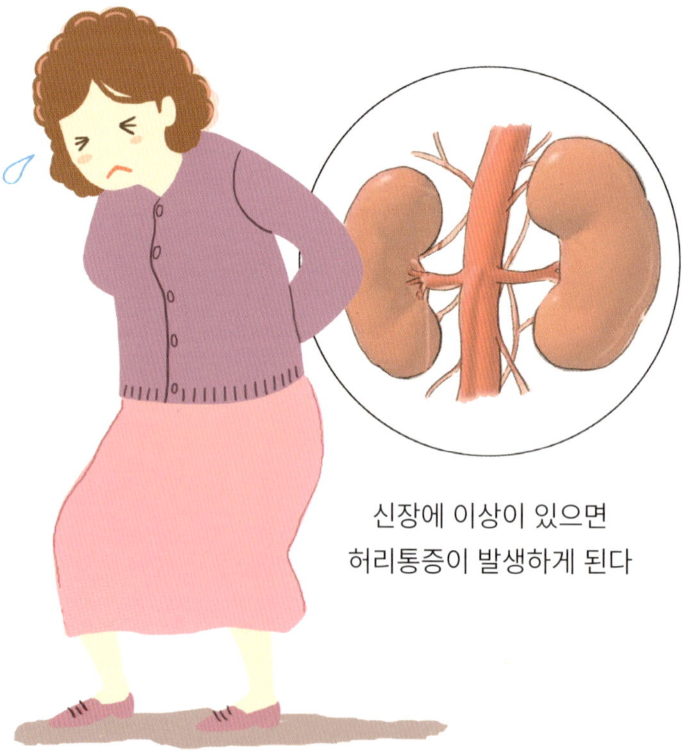

신장에 이상이 있으면
허리통증이 발생하게 된다

신장은

① 소변의 생산과 물,

② 전해질대사의 조정,

③ 질소대사산물의 배설,

④ 약물, 독극물의 배설 외에 효소 분비작용을 한다.

- 허리는 신장(콩팥)이 있는 곳으로
  온몸을 움직이는 기둥이 되며,
  허리의 힘은 신장(콩팥)으로부터 나온다.
  그래서 신장이 약하면 허리도 약해지게 된다.

- 신장은 양쪽 허리 부분에 위치하기 때문에
  신장에 이상이 생기면 허리에 통증이 발생하게 된다.

신유혈 혈자리

- 신장은 제8흉추에서 제2요추간의 후복막 아래에 위치하며, 300g 정도의 좌우 1쌍의 구조체이다.
- 제12늑골(갈비뼈) 하단을 연결한 중앙부위는 요추 2번과 3번 사이에 위치한 명문혈(배꼽의 등 쪽과 일직선상 지점)이다.
- 신유혈은 요추 2번과 3번 사이 명문혈의 양방 1.5촌 부위에 위치한 지점이다.

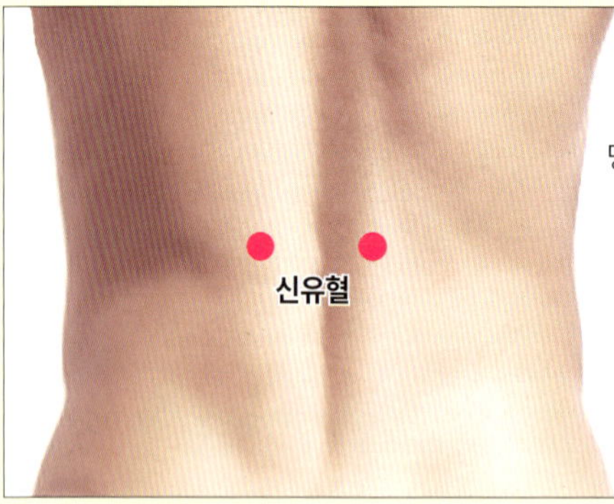

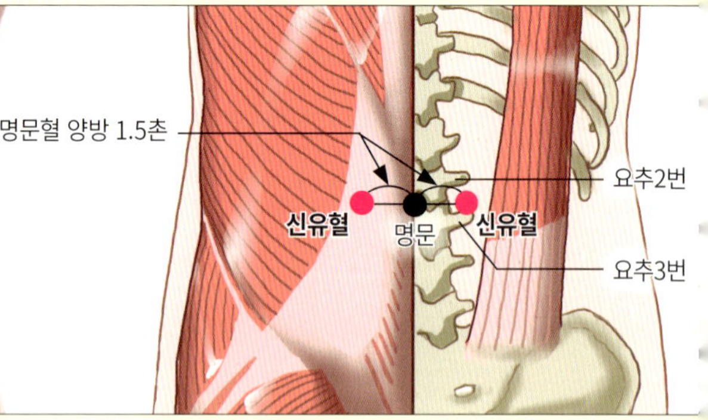

> ❗ 신유혈은 선천의 원기가 머무는 곳으로서 신장 바로 위에 위치하고 있다. 이 혈은 신장의 기능을 왕성하게 하며, 이곳을 자극하면 신장 기능이 회복되어 신허요통이 치유된다.

신유혈 잡는법

❶ 통증자가 등받이 없는 의자에 편안하게 앉으면

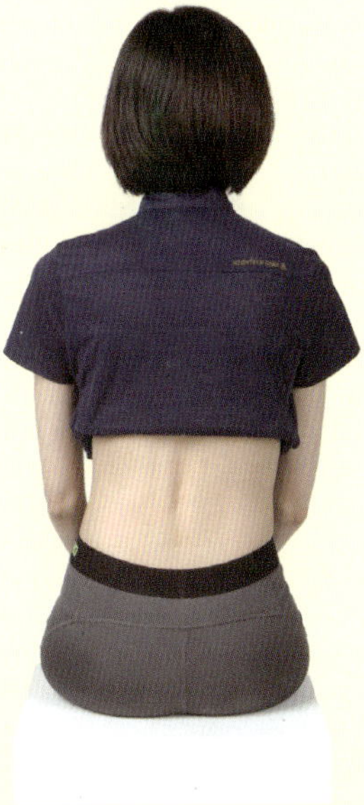

❷ 파트너는 통증자의 신유를 사진과 같이 잡는다.

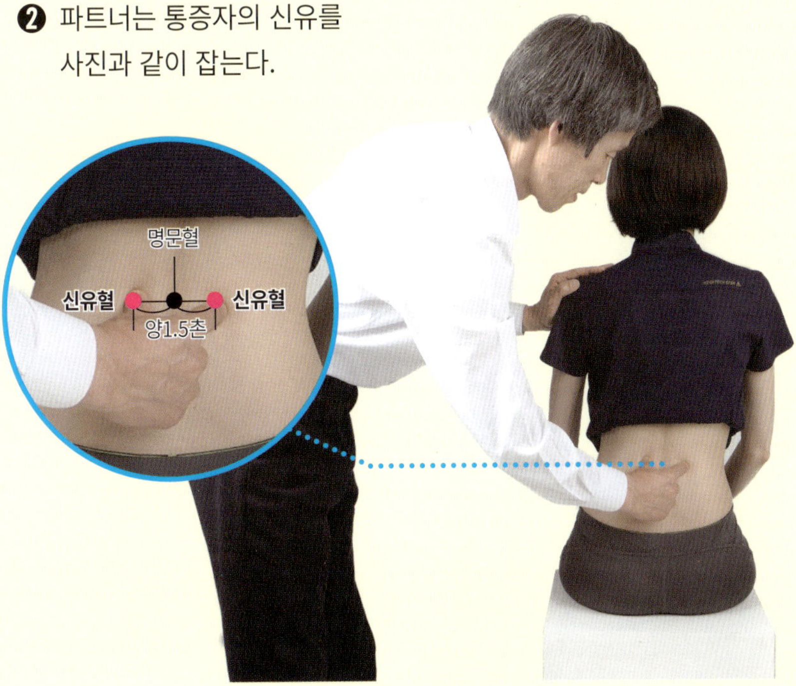

1 가족 및 다른 사람이 도와주는 신유혈 파트너 AM요법

❶ 통증자가 등받이 없는 의자에 편안하게 앉으면

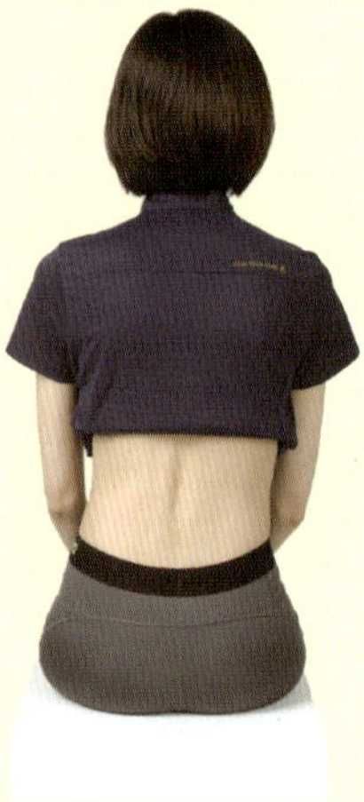

❷ 파트너는 통증자의 신유를 누른다.

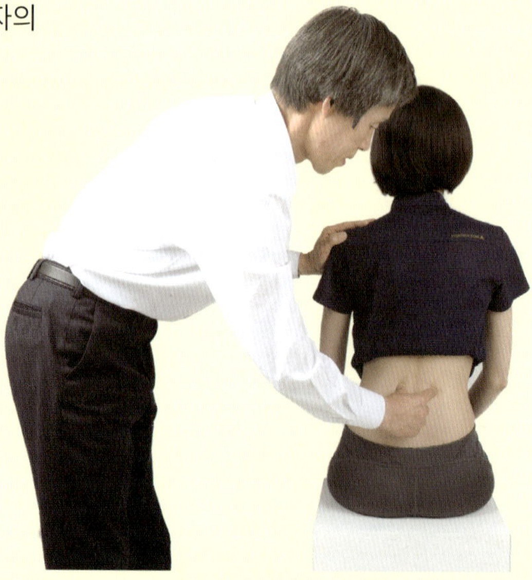

❸ 이때 통증자는 허리에 무리가 가지 않을 정도로 상체를 최대한 좌측으로 돌리고 3초 동안 머문 후, 다시 우측으로 돌려 3초 동안 머문다.

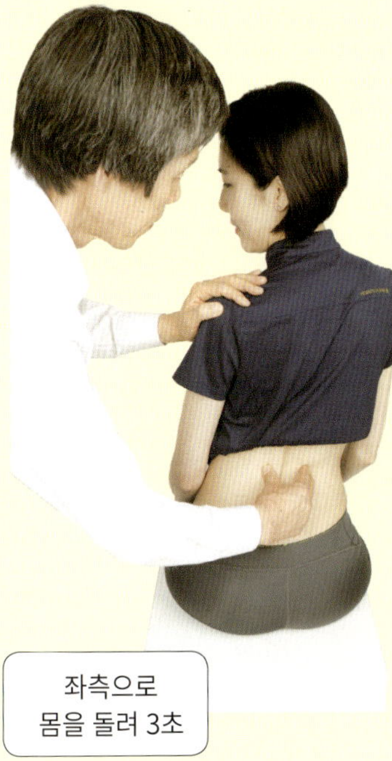

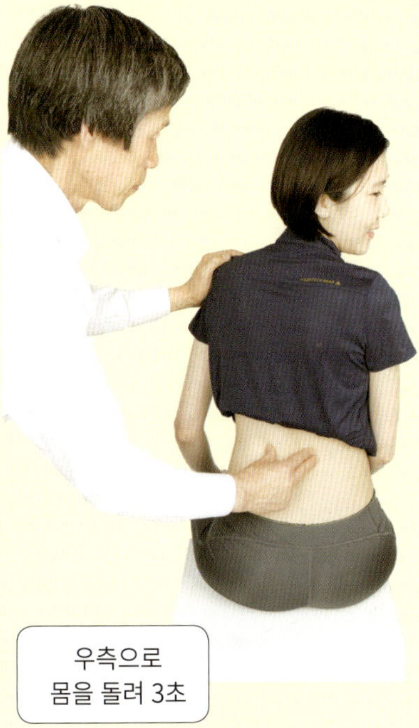

❶~❸ 동작을 5회 반복한다.

❗ 파트너는 사진과 같이 한 손으로 통증자의 어깨를 가볍게 잡고, 다른 손의 검지와 중지를 모아, 신유혈을 너무 아프지 않을 정도로 누른다.

2 신유혈 셀프 AM요법

❶ 통증자는 사진과 같이 등받이 없는
의자에 편안하게 앉는다.

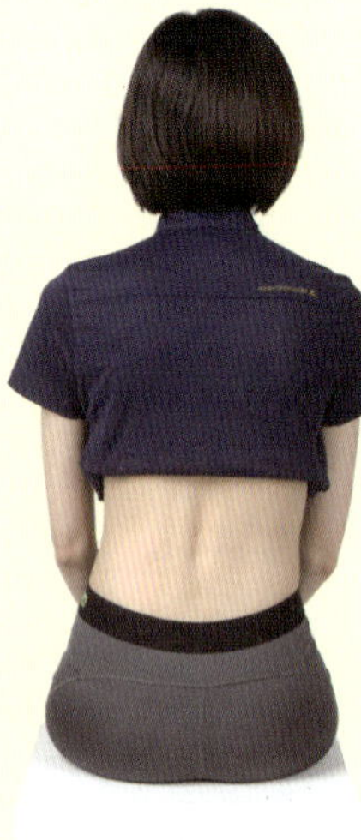

❷ 명문혈의 양쪽 1.5촌 부위 신유혈을
사진과 같이 양 쪽 엄지로 누른다.

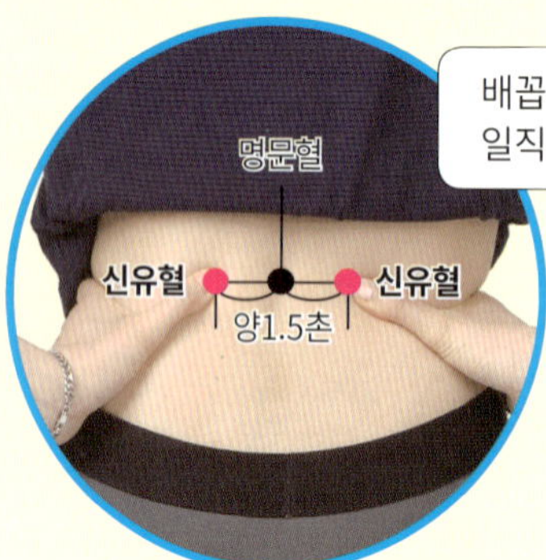

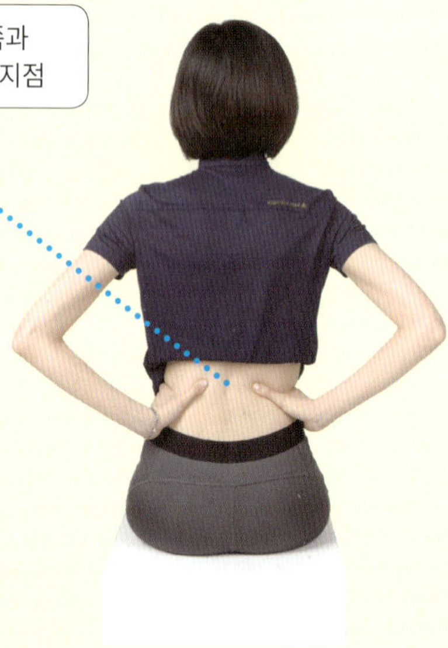

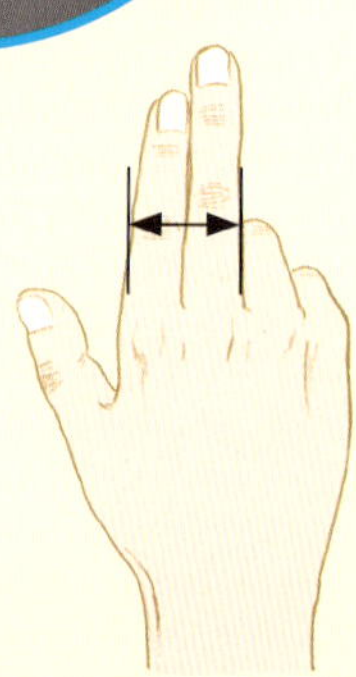

❸ 허리에 무리가 가지 않을 정도로
최대한 상체를 좌측으로 돌리고 3초 동안 머문 후,
다시 우측으로 돌려 3초 동안 머문다.

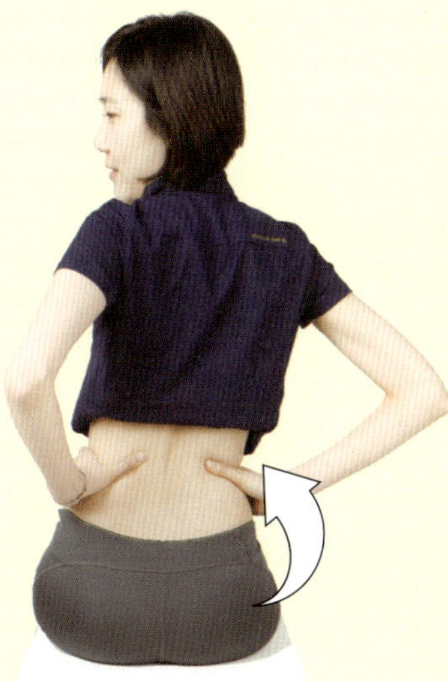

좌측으로
몸을 돌려 3초

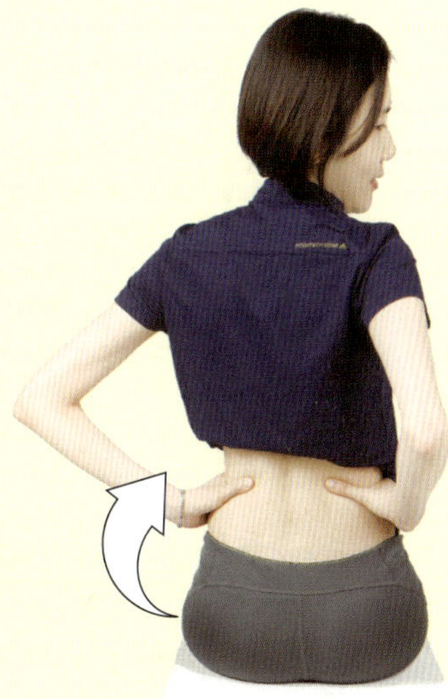

우측으로
몸을 돌려 3초

❶~❸ 동작을 5회 반복한다.

‘후계혈’은 급성요통에 특효혈이다.

주먹을 쥐어, 새끼손가락 3째마디 봉우리
볼록 튀어나온 뼈 <옆 아래에 오목하게 들어간 부위>가
후계(後谿)이다.

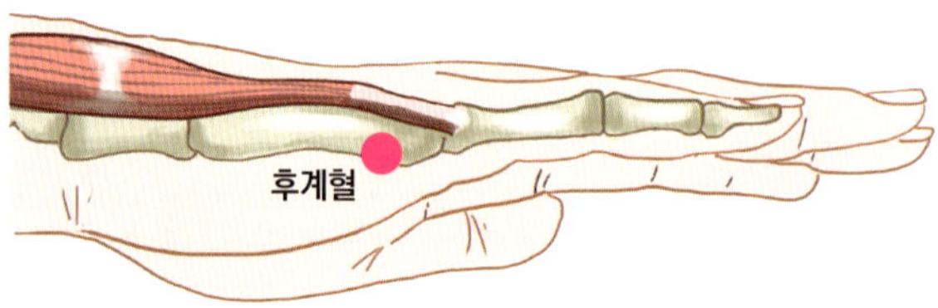

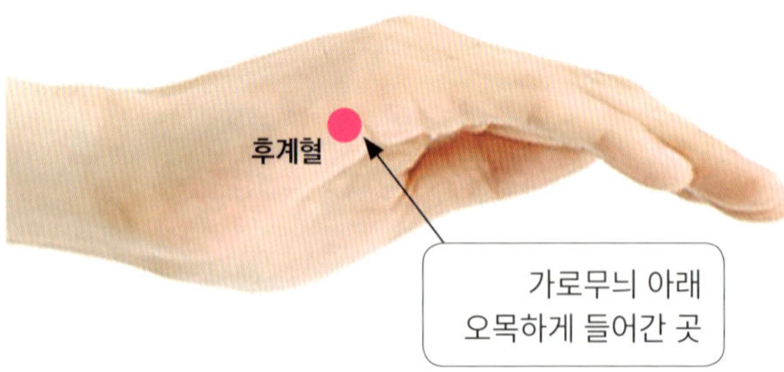

❗ 허리와 골반뿐만 아니라 목디스크, 어깨결림에 특효혈이다.
그 외 다래끼, 두통, 이명, 코피 등도 매우 유용한 경혈이다.

후계혈 잡는법

① 통증자는 손바닥을 위로 향해 주먹을 가볍게 쥔다.

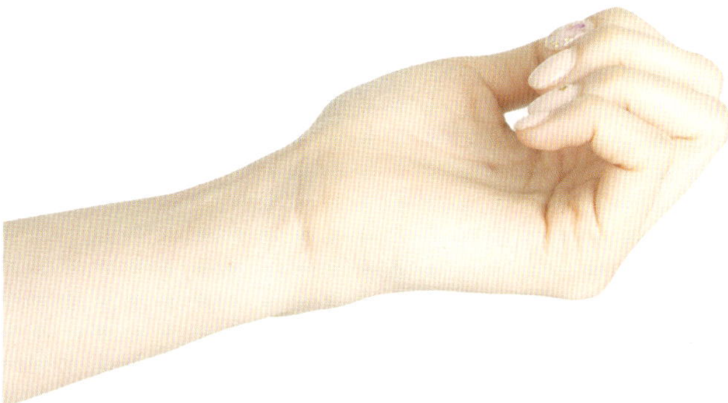

② 새끼손가락 손바닥 가로무늬 끝(제5중수골)이 후계혈이다.

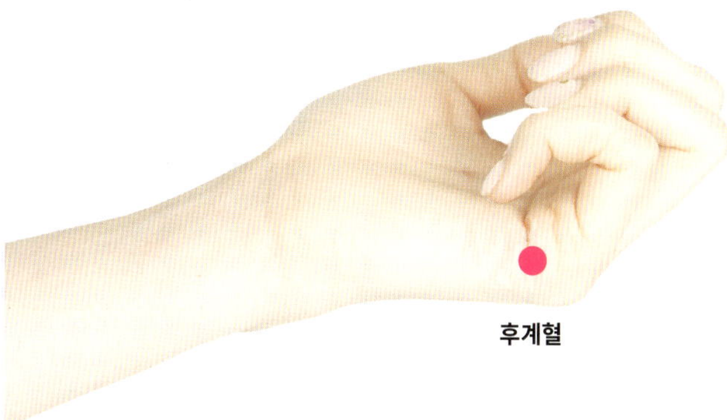

통증자 자신이 직접 실행하는 후계혈 '셀프' AM요법

① 자연스럽게 서서, 손바닥을 위로한다.

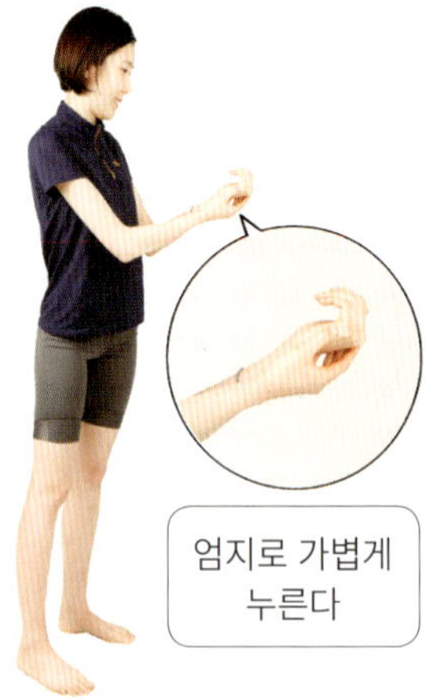

② 엄지로 아픈 쪽 후계혈을 너무 아프지 않을 정도로 누른다.

③ 허리를 좌측으로 5번, 우측으로 5번 돌린다.

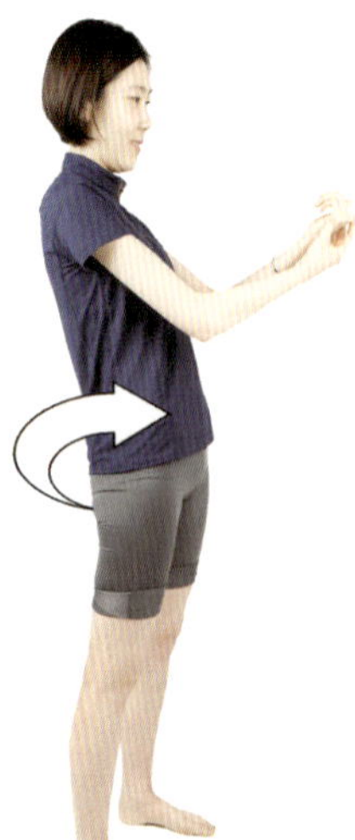

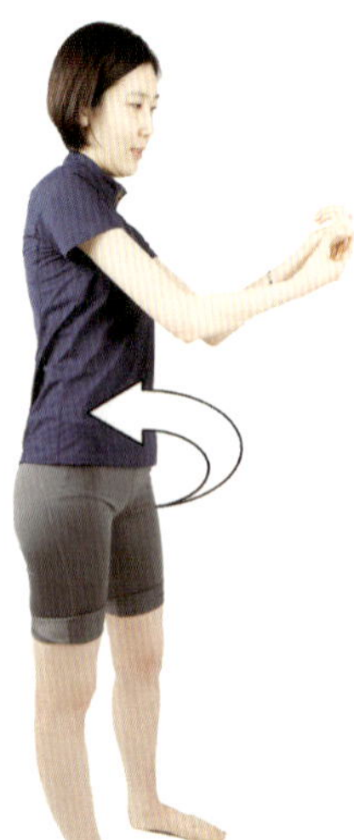

(① - ③을 5회 반복)

PART 2

좌골신경통 치유

좌골신경통 치유의 기본혈은 위중혈과 요양관혈이다.
좌골신경통은
위중혈과 요양관혈을 먼저 치유해야 한다.

1. 만성화되지 않은 좌골신경통
   치유혈은 위중혈과 요양관혈이다.

2. 만성화된 좌골신경통
   ❶ 허리가 아프고 다리가 '뒤쪽'으로 당기면
   치유혈은 위중혈, 요양관혈, 승산혈이다.

   ❷ 허리가 아프고 다리가 '옆쪽'으로 당기면
   치유혈은 위중혈, 요양관혈, 구허혈이다.

좌골신경통의 90% 이상은
허리디스크로 허리뼈 4번과 5번 사이
혹은 허리뼈 5번과 천골 사이에서
추간판이 신경뿌리를 눌러서 통증이 발생한다.

좌골신경통의 주요 원인으로는

- 허리디스크
- 퇴행성허리디스크
- 척추관협착증
- 척추전방전위증
- 이상근증후군 등의 질환이 있다.

좌골신경통은
다리가 저리거나 화끈거리는 감각이상을 동반하거나,
엉치뼈가 뻐근하게 아프고 쏘는 듯한 통증을 수반한다.

또한 서서 작업을 하면 점점 심해지는 통증으로
서서 있기가 힘들어진다.

허리를 구부릴 때 다리로 내려가는 통증이 악화되거나,
다리에 힘이 빠지고 근력이 약해지며,
발이 화끈거리고, 발가락 감각이 둔해지는 등의
증상이 발생한다.

01 만성화되지 않은 좌골신경통의 치유혈은 **위중혈**과 **요양관혈**이다

위중혈은

허리, 등, 무릎 통증 치유에 특효혈이다.

특히

- 골반이 틀어지거나,
- 허리의 전만, 후만, 측만으로 생긴 무릎통증에 효과가 탁월하다.

요양관혈은

허리통증, 좌골 신경통 치유에 특효혈이다.

특히

- 허리뼈가 틀어지거나
- 골반, 하지에 발생하는 좌골신경통 치유에 효과가 탁월하다.

위중혈 혈자리

사진의 무릎 뒤쪽
가로무늬 선상 내측과 외측 가운데에 살짝 도드라진 부위의
중앙이 위중혈이다.

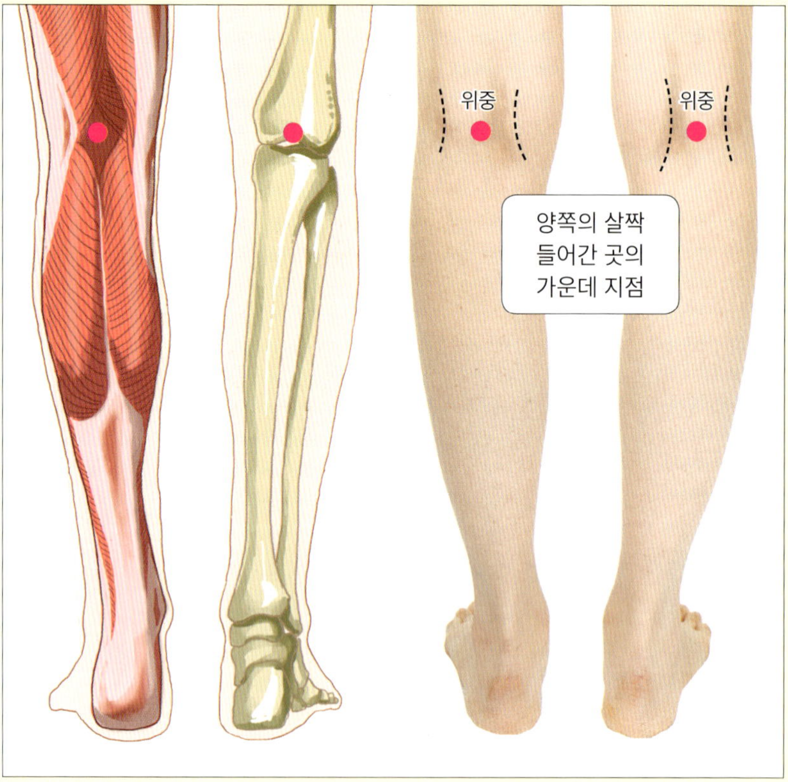

위중은 허리통증을 치유하는 혈이며, 허리와 등 부위에 통증이 있을 때 효과가 뛰어나다. 또한 허리로 인하여 발생하는 무릎 및 발 질환 통증에 효과적이다.

요양관혈 혈자리

엉덩뼈 뒤쪽 상단의 좌우 중간지점이 요양관혈이다.
보통 남녀의 허리띠 부위가 엉덩뼈의 상단 경계이며,
뒤쪽 엉덩뼈 상단의 좌우 중간 지점이 요양관혈이다.

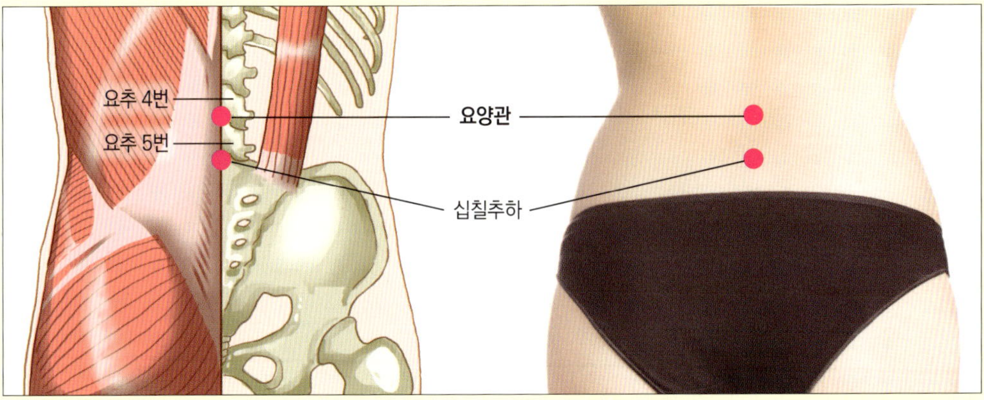

요양관혈은 해부학적으로 요추 4번과 5번 사이에 위치하고 있다.
요통의 대부분은 이 부위에서 발생하며, 통증이 심한 부위이다.
특히 허리디스크 치유에 효과가 뛰어나다.

위중혈 잡는법

❶ 사진처럼 얼굴을 바로 하고 편안하게 엎드린다.

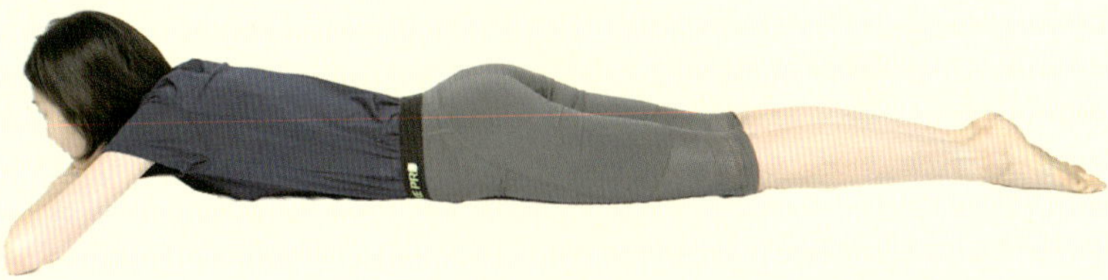

❷ 사진처럼 가로무늬 선상 내측과 외측 가운데에 살짝 도드라진 부위의 중앙이 위중혈이다.

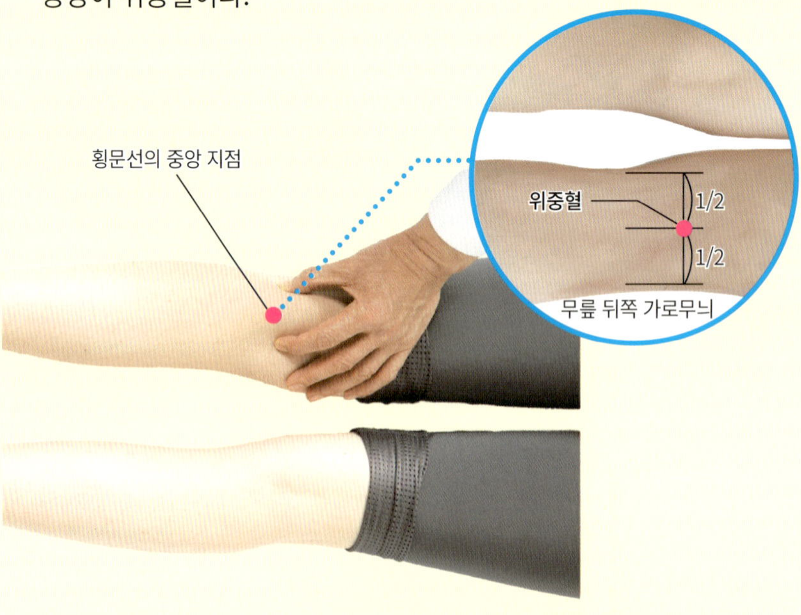

❗ 허리통증이 심할수록 이 부위를 누르면 몹시 아파한다.

요양관혈 잡는법

❶ 통증자는 얼굴을 바로 하고 엎드린다.

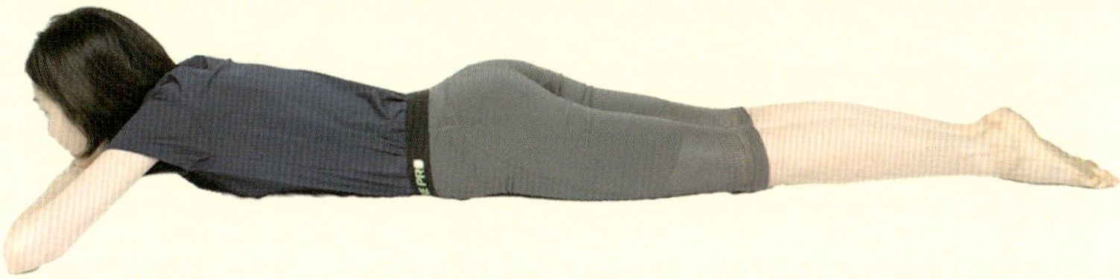

❷ 파트너는 사진과 같이 엄지를 위로 하여 양손으로 통증자의 양쪽 엉덩이뼈 위쪽을 감싼다.

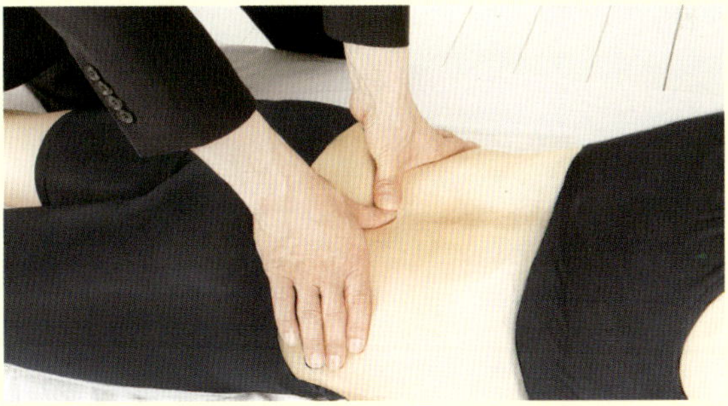

❸ 좌우 엉덩이뼈 (장골) 위쪽을 이은 선의 중간 바로 아래 약간 들어간 부위가 요양관혈이다.

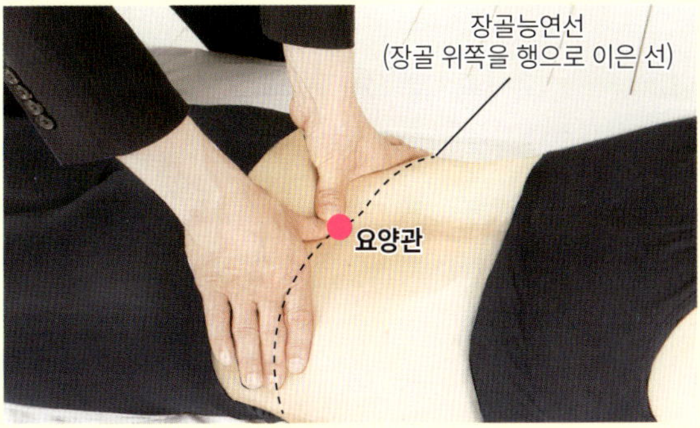

위중혈 AM요법

1 가족 및 다른 사람이 도와주는 위중혈 파트너 AM요법

❶ 사진과 같이 통증자는 자연스럽게 엎드려 다리를 펴고 손으로 얼굴을 받친다.

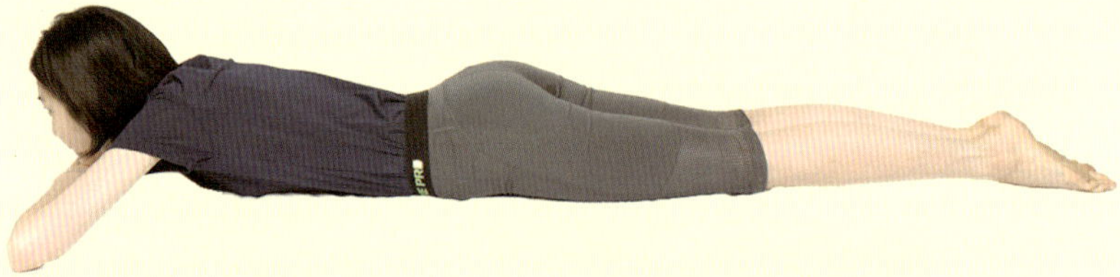

❷ 파트너는 사진처럼 엄지손가락의 지문 부위로 위중혈을 누른다. 누를 때 위중혈이 너무 아프지 않을 정도의 적당한 압력으로 누른다.

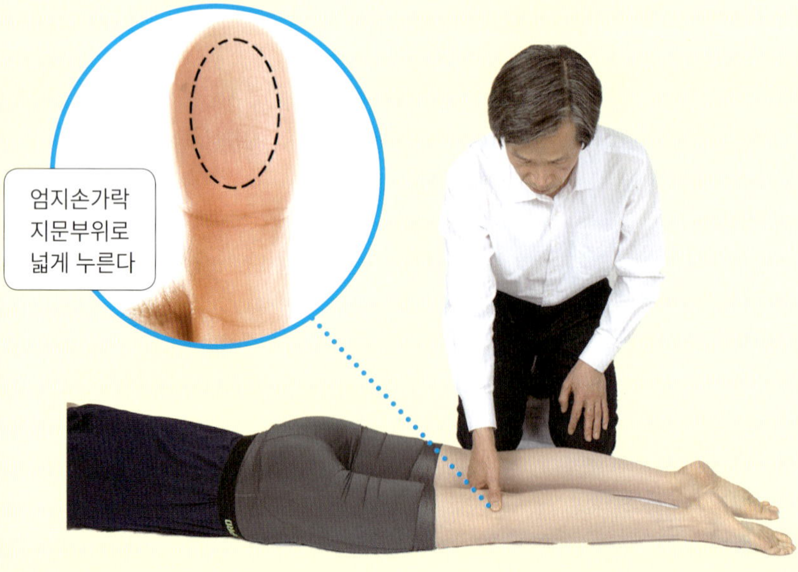

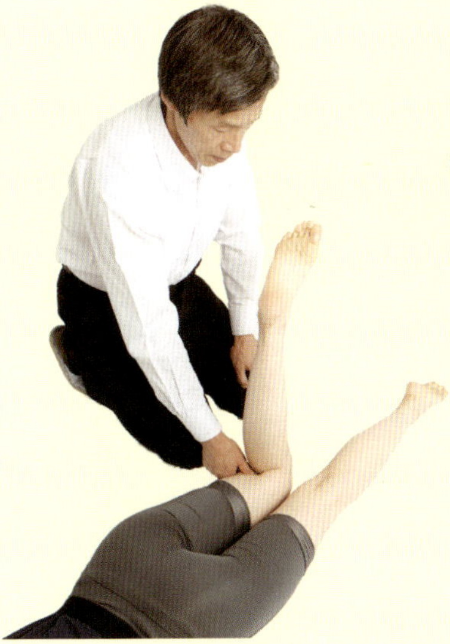

❸ 통증자는 다리를 엉덩이 방향으로 최대한 구부리고 3초 동안 머문다.

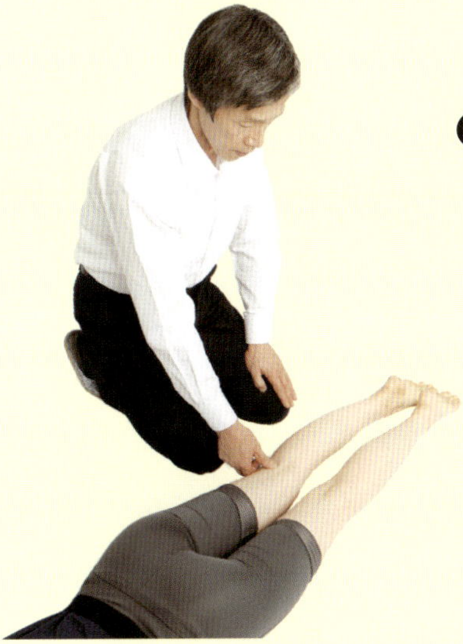

❹ 3초 동안 머문 후 통증자는 다리를 편다.

❶~❹ 동작을 5회 반복한다.
처음 2회는 다리가 아프지 않을 정도로 굽히고,
다음 3회는 최대한 굽힌다.

위중혈 파트너 AM요법 시

파트너의 숙지사항

다리의 순환장애, 심각한 질병, 좌골신경통 등으로 허벅지(대퇴부)와 종아리에 경련이 발생할 수 있다.

① 다리를 올릴 때 대퇴부에 경련이 발생하면

파트너가 은문혈(p. 57 참조)을 약간 자극이 되도록 누르면 통증자는 다리를 올리고 내린다(이 동작을 5~7회 반복한다).

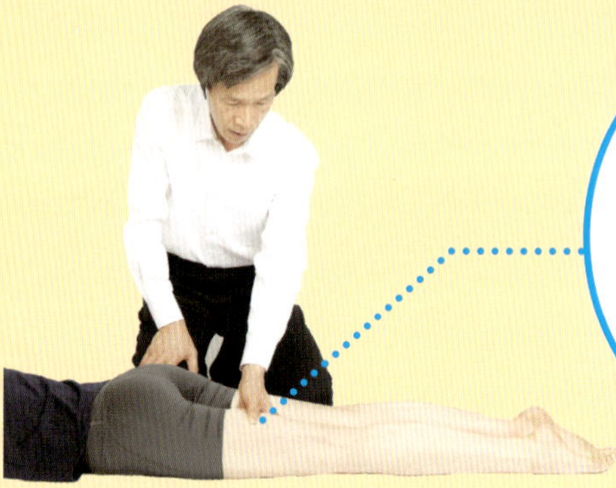

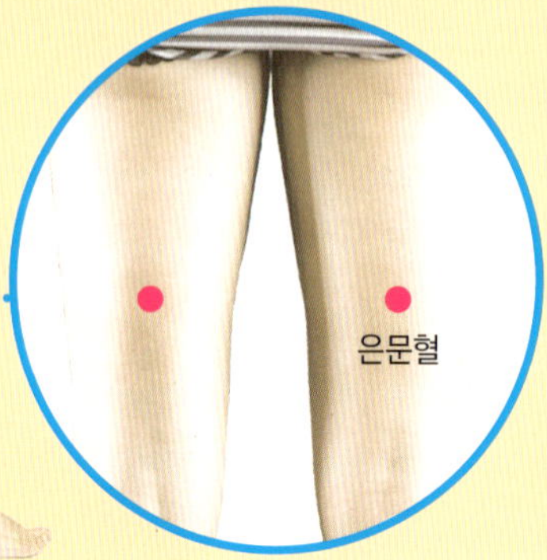

② 다리를 올릴 때 종아리에 통증이 생기면

파트너가 승산혈(p. 108 참조)을 약간 자극이 되도록 누르면 통증자는 다리를 올리고 내린다(이 동작을 5~7회 반복한다).

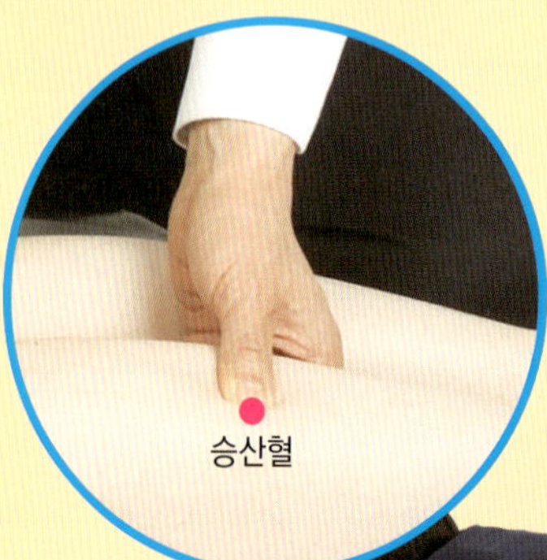

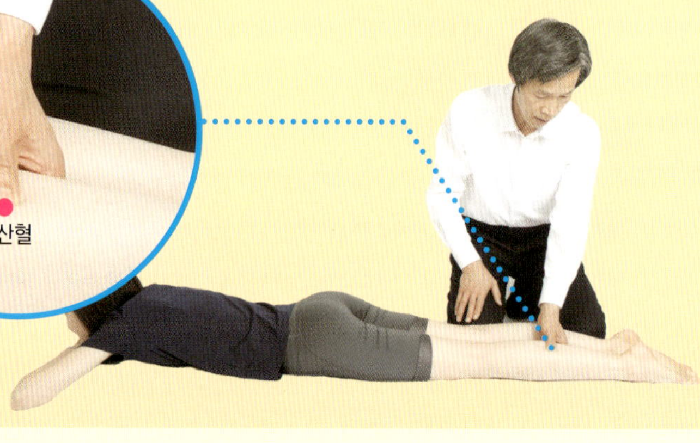

은문혈

엉덩이하단선 가로무늬(횡문) 중앙의 승부혈과 무릎 뒤쪽 가로무늬(횡문)의 중앙에 위치한 위중혈의 중간에 위치한 지점이다.

기혈의 흐름을 조절하는 중요한 혈자리로 대퇴부에 발생하는 다리 경련과 좌골신경통을 치유하는데 효과가 뛰어나다.

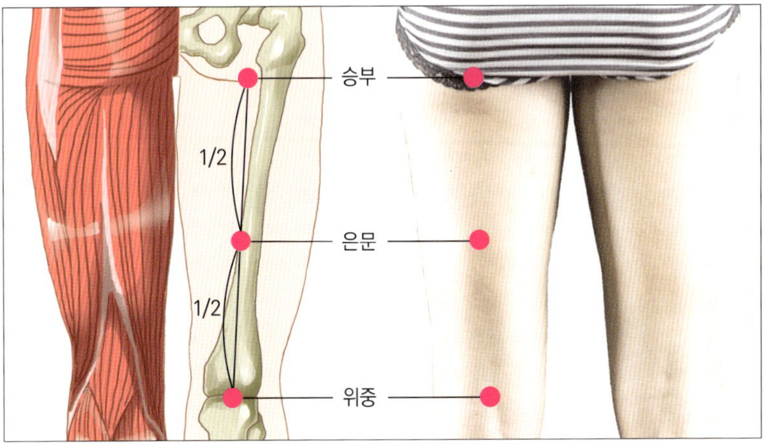

2 위중혈 셀프 AM요법

❶ 통증자는 등받이 없는 의자에 편안히 앉는다.

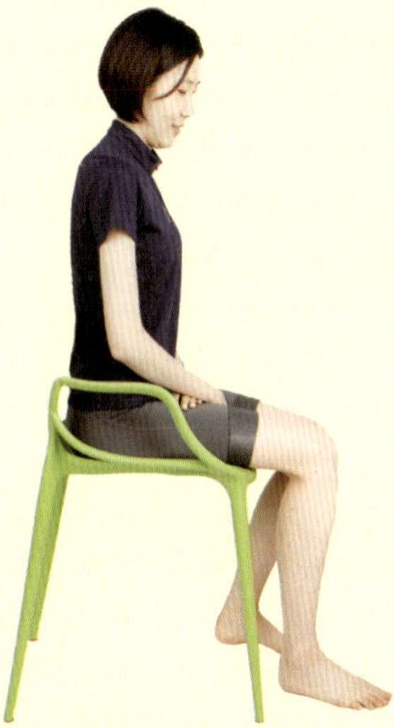

❷ 다리를 펴서 발목을 발등 방향으로 젖히고 3초 동안 머문 후

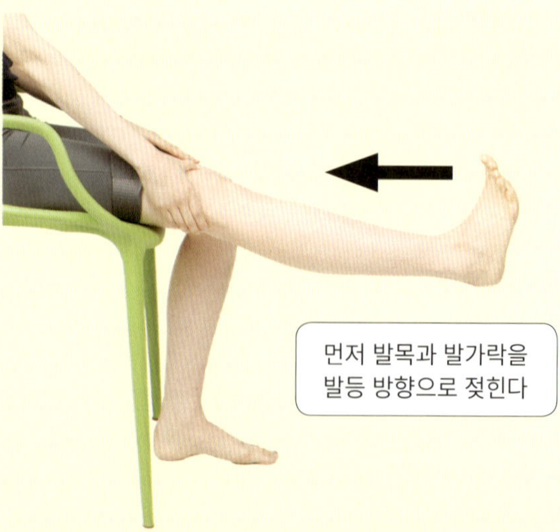

❸ 그리고 중지로 아픈 쪽 다리의 위중혈을 적당한 압력으로 누르고, 다리를 무릎 안쪽으로 최대한 구부리고 3초 동안 머문다.

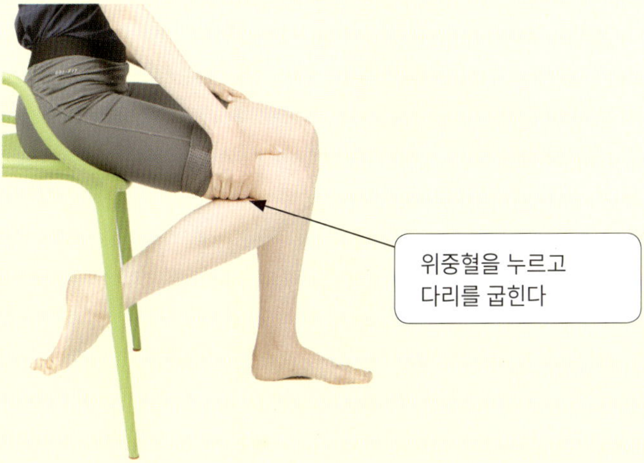

❶~❸ 동작을 5회 반복한다.

요양관혈로 치유할 때 반드시 허리뼈의 전만과 후만을 확인해야 한다

① 전만이면, 다리를 펴고 앉아 허리를 앞으로 숙일 때 불편하다

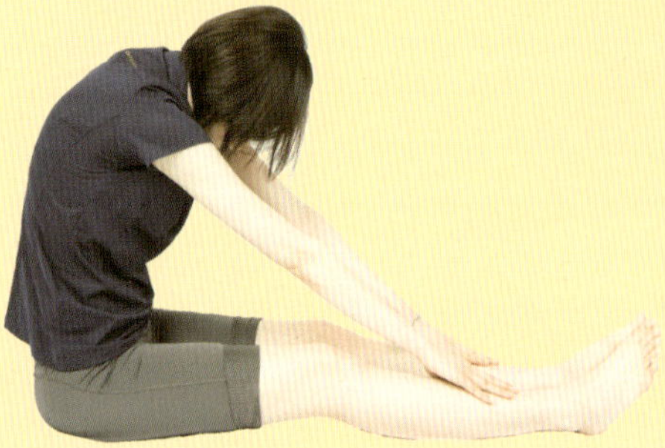

② 후만이면, 엎드려 상체를 올릴 때 불편하다.

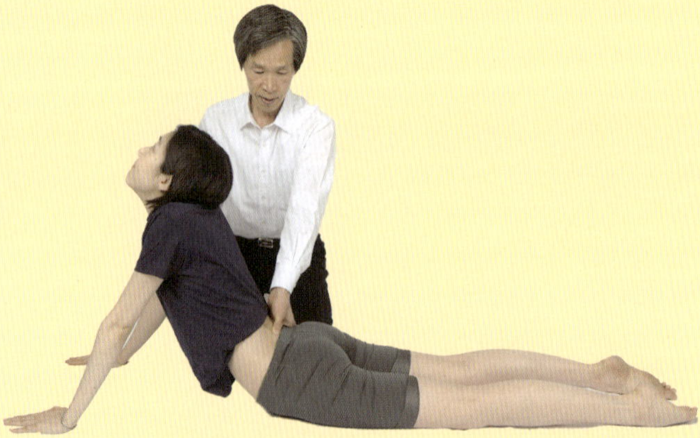

❗ 앉아서 허리를 앞으로 숙일 때 불편하면 전만이고
엎드려서 뒤로 젖힐 때, 불편하면 후만이다.

1 가족 및 다른 사람이 도와주는 요양관혈 파트너 AM요법

(1) 허리뼈가 앞으로 밀려 전만 되었을 때

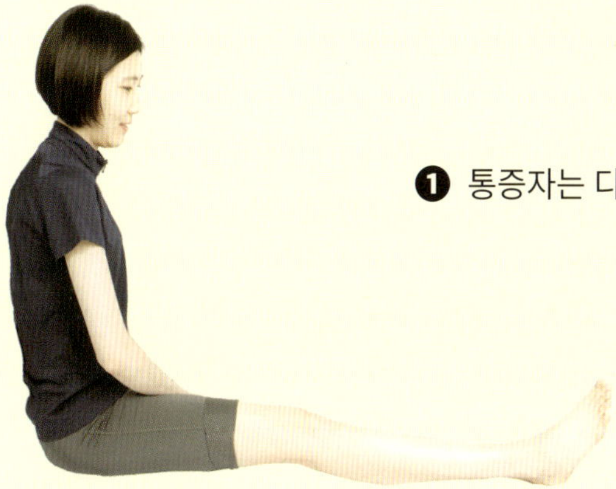

❶ 통증자는 다리를 펴고 앉는다.

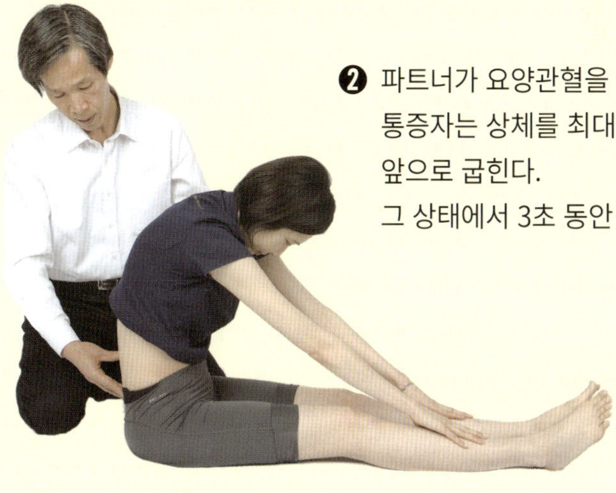

❷ 파트너가 요양관혈을 누르면
통증자는 상체를 최대한
앞으로 굽힌다.
그 상태에서 3초 동안 멈춘다.

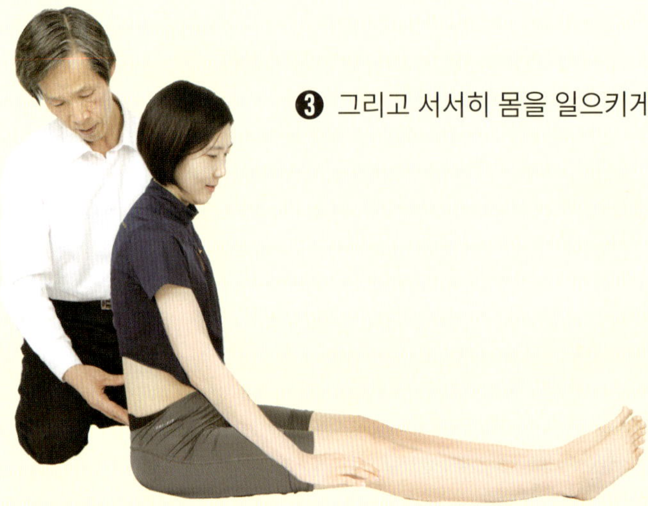

❸ 그리고 서서히 몸을 일으키게 한다.

❶~❸ 동작을 5회 반복한다.

(2) 허리뼈가 뒤로 밀려 후만 되었을 때

❶ 통증자가 양손 손바닥을 어깨넓이로 바닥에 대고 엎드리면 파트너는 요양관혈을 누른다.

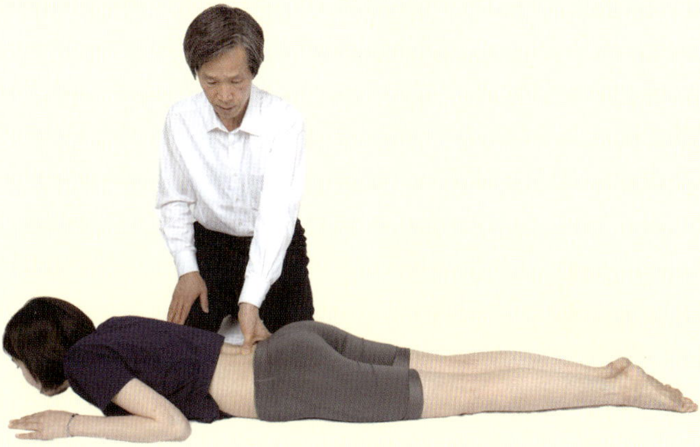

❷ 통증자는 상체를 최대 한 위로 올리고, 올린 상태에서 3초 동안 멈춘다.

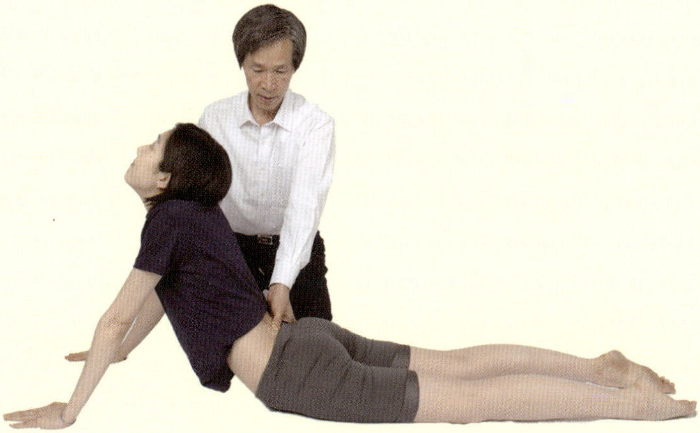

❸ 그리고 상체를 서서히 내린다.

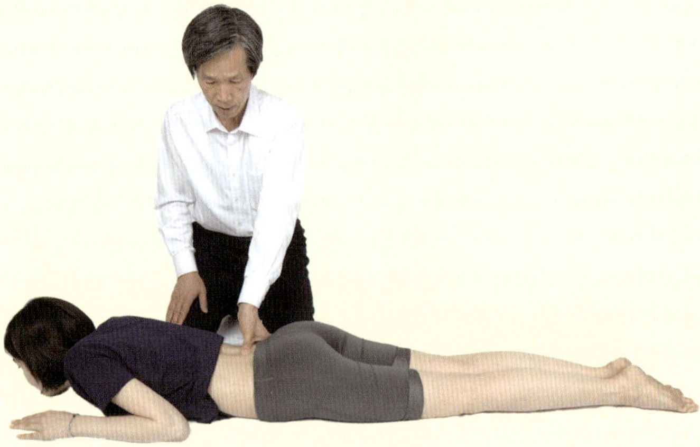

❶~❸ 동작을 5회 반복한다.

2 요양관혈 셀프 AM요법

(1) 허리뼈가 앞으로 밀려 전만 되었을 때

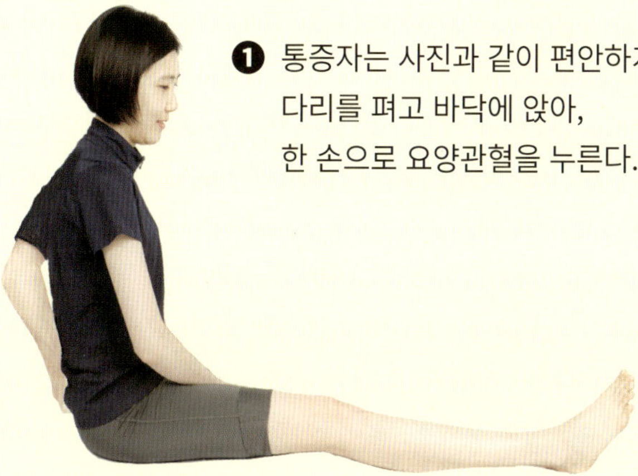

❶ 통증자는 사진과 같이 편안하게
다리를 펴고 바닥에 앉아,
한 손으로 요양관혈을 누른다.

❷ 그리고 한쪽팔을 발목쪽으로 뻗으면서 상체를 굽힌다.
그 상태에서 3초 동안 머무르고 서서히 허리를 편다.

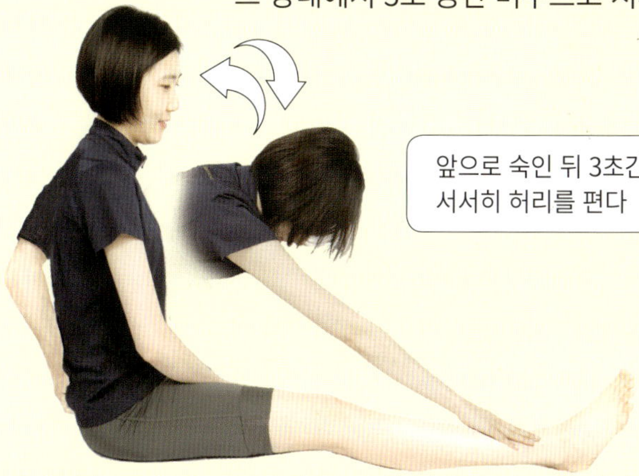

앞으로 숙인 뒤 3초간 머문 후
서서히 허리를 편다

❶~❷ 동작을 5회 반복한다.

(2) 허리뼈가 뒤로 밀려 후만 되었을 때

❶ 통증자는 머리를 똑바로 하여 편안하게 엎드려,
양손을 어깨 넓이로 바닥에 댄다.

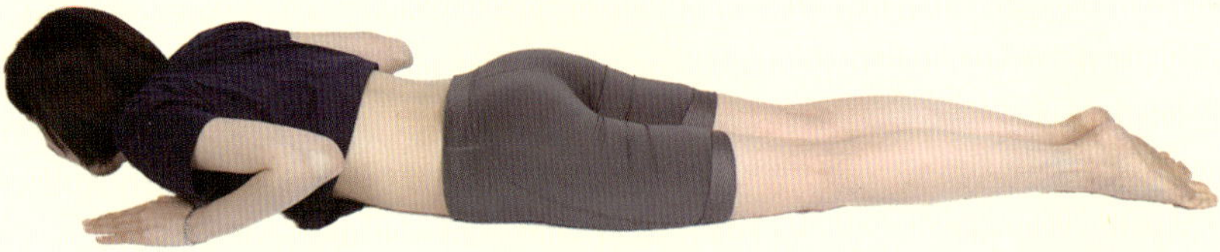

❷ 통증자는 한 손으로 바닥을 지지하고,
다른 손의 엄지나 중지로 '십칠추하혈'을 누르고,
상체를 위로 올려, 3초 동안 머문 후 서서히 상체를 내린다.

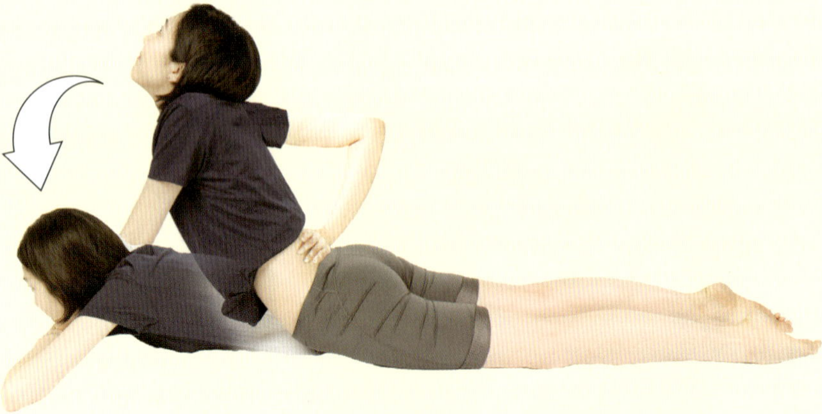

❶~❷ 동작을 5회 반복한다.

02 만성화된 좌골신경통의 치유혈은 **위중혈, 요양관혈, 승산혈, 구허혈**이다

위중혈은

허리, 등, 무릎 통증 치유에 특효혈이다.

특히

- 골반이 틀어지거나,
- 허리의 전만, 후만, 측만으로 생긴 무릎통증에 효과가 탁월하다.

요양관혈은

허리통증, 좌골 신경통 치유에 특효혈이다.

특히

- 허리뼈가 틀어지거나
- 골반, 하지에 발생하는 좌골신경통 치유에 효과가 탁월하다.

1) 허리가 아프고 다리가 뒤쪽으로 당길 때 치유혈은 위중혈, 요양관혈, 승산혈이다

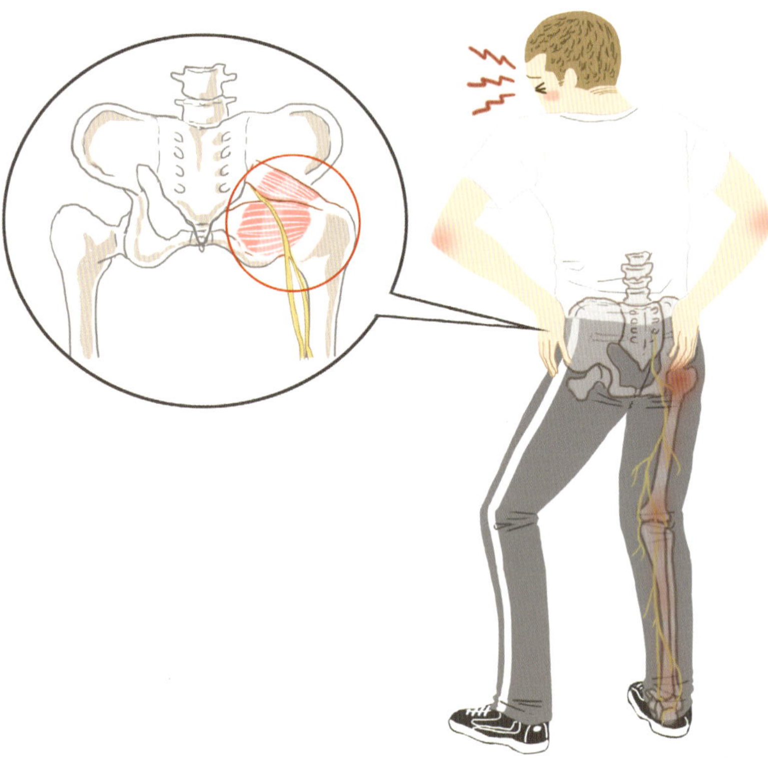

(위중혈 : p. 52 참조) (요양관혈 : p. 78 참조)

좌골신경통의 90% 이상은 허리디스크로
허리뼈 4번과 5번 사이 혹은 허리뼈 5번과 천골 사이에서
추간판이 신경뿌리를 눌러서 통증이 발생한다.

좌골신경통은 여러 요인이 동시에 작용하여 발생하는 경우가
많은데, 주요 원인으로는 허리디스크, 퇴행성디스크, 척추관협착증,
척추전방전위증, 이상근증후군등의 질환이 있다.

좌골신경통은 다리가 저리거나 화끈거리는 감각이상을 동반하거나,
엉치뼈가 뻐근하게 아프고 쏘는 듯한 통증을 수반한다.
또한 서서 작업을 하면 점점 심해지는 통증으로 서있기가
힘들어진다.

허리를 구부릴 때 다리로 내려가는 통증이 악화되거나,
다리에 힘이 빠지고 근력이 약해지며,
발이 화끈거리고 발가락 감각이 둔해지는 등의 증상이 발생한다.

승산혈 혈자리

무릎 뒤 횡문 중앙의 위중과
양쪽 복사뼈 높이의 발뒤축 중앙과의 중간 부위이다.
엎드려서 발끝에 힘을 주고 발끝을 당길 때
인(人)자형으로 움푹 들어간 곳이다.

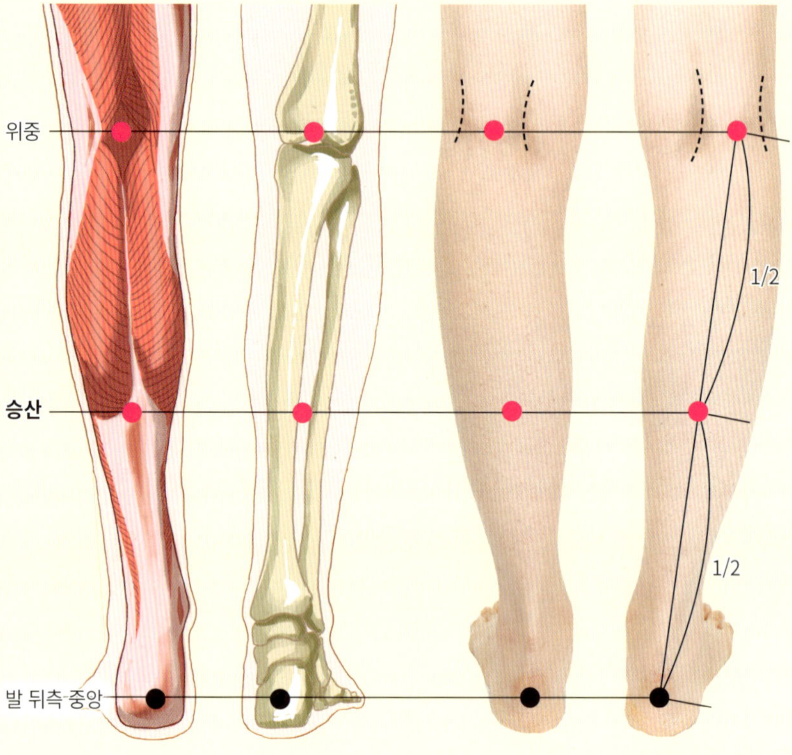

❗ 이상근증후군을 치유하는 혈이며, 다리 뒤쪽으로 당기는 좌골신경통에 효과가 있다. 그리고 다리에 쥐가 날 적에 효과가 뛰어나다.

승산혈 잡는법

❶ 통증자는 얼굴을 바로 하고 엎드린다.

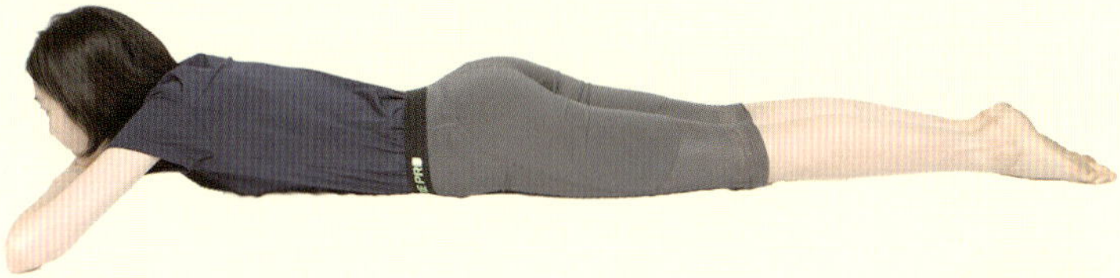

❷ 파트너는 무릎 뒤 횡문 중앙의 위중과
양쪽 복사뼈 높이의 발뒤축 중앙과의 중간에 위치한다.

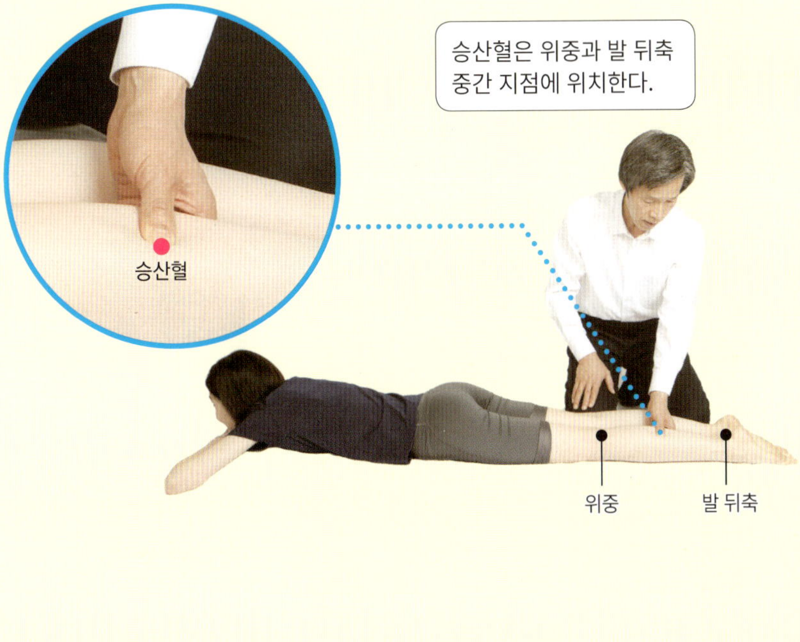

승산혈 AM요법

1 가족 및 다른 사람이 도와주는 승산혈 파트너 AM요법

❶ 통증자가 사진처럼 손을 턱에 괴고 정면을 바라보고 엎드리면

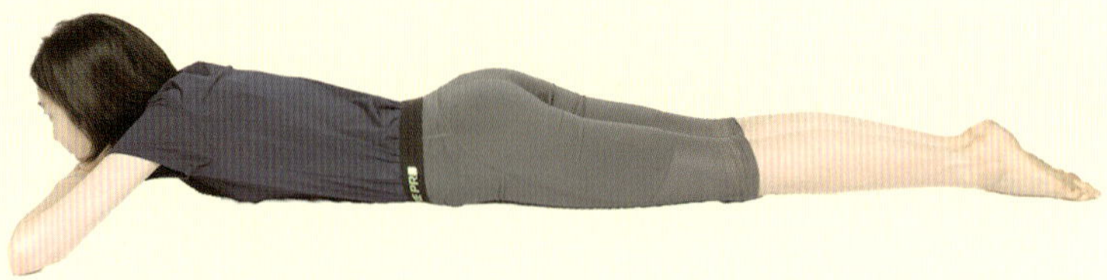

❷ 파트너는 통증자의 승산을 누른다.

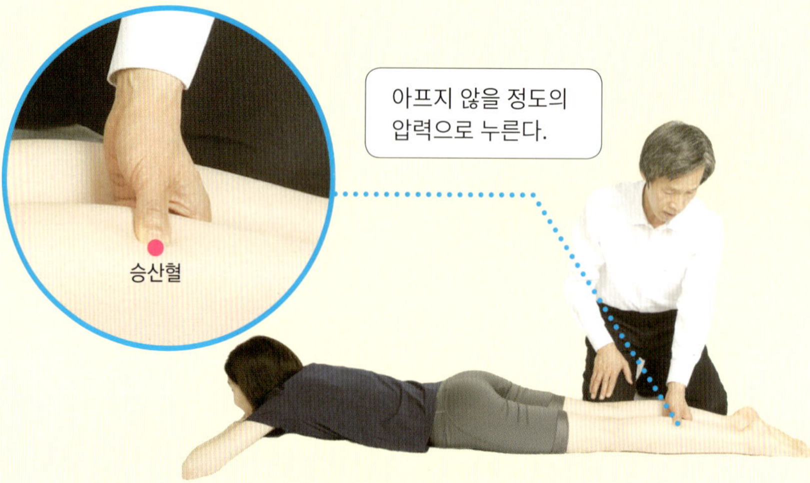

❗ 승산혈을 누를 때 아프지 않을 정도의 적당한 압력으로 누른다.

❸ 파트너가 승산혈을 누르면
통증자는 발목을 편 상태에서 다리를 올리고 3초 머문 후 내린다.

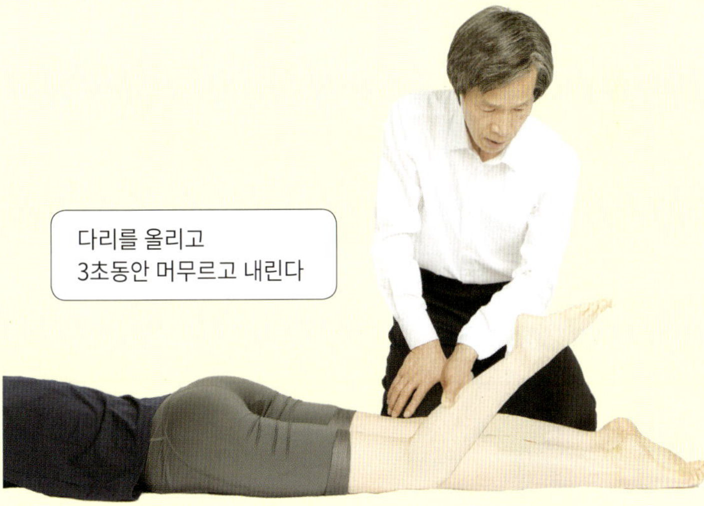

❶~❸ 동작을 5회 반복한다.

2 승산혈 셀프 AM요법

❶ 통증자는 사진과 같이 편안하게 앉아 아픈 쪽 다리를 펴고 아픈 쪽 다리의 승산혈을 중지로 누른다.

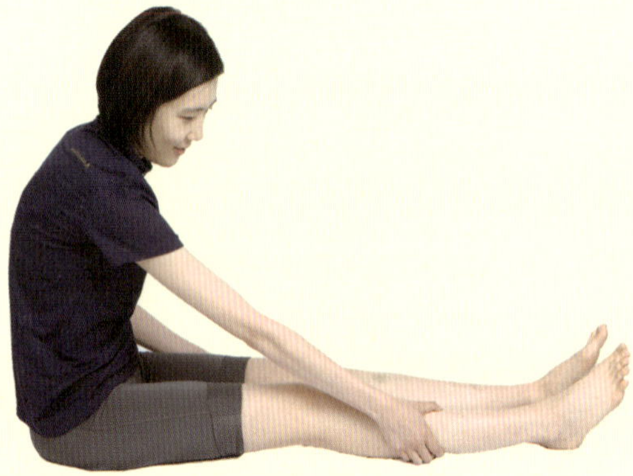

❷ 발목을 펴고 3초 동안 머물고, 다시 발목을 젖혀 3초 동안 머문다.

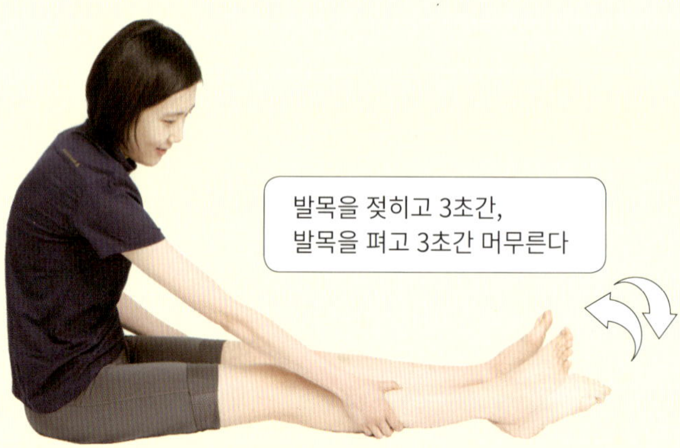

❶~❷ 동작을 5회 반복한다.

2) 허리가 아프고 다리가 옆쪽으로 당길 때 치유혈은 위중혈, 요양관혈, 구허혈이다

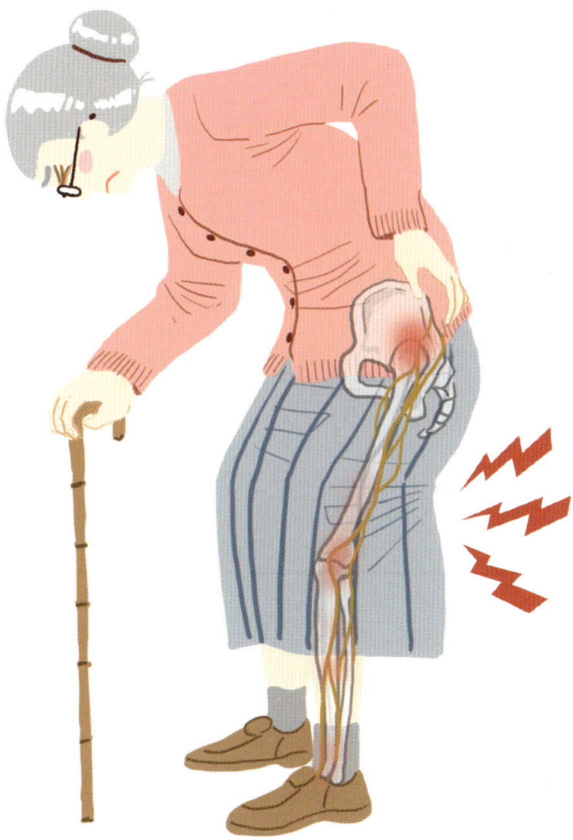

(위중혈 : p. 52 참조) (요양관혈 : p. 78 참조)

좌골신경통이 만성화 되면
통증이
허리나 엉덩이에서
심해지면 다리까지 발생한다.

좌골신경은 우리 몸 하체 여러 부위에 연결 되어 있기 때문에
좌골에 문제가 생기면
하체의 모든 부분이 영향을 받게 된다.

좌골신경통의 원인인 허리디스크가
추간판의 신경뿌리를 누르면
사람에 따라 다리의 뒤쪽이나 바깥쪽으로 통증이 생긴다.

이때 통증은 띠 모양으로 나타나며,
엉덩이나 허벅지 바깥쪽에서 시작해서
종아리 바깥쪽으로 내려온다.

좌골신경이 지속적으로 압박되면, 다리의 감각이 없어지고
근력이 약해져 보행이 불편하게 된다.

구허혈 혈자리

발을 굴절할 때, 바깥쪽 복사뼈의 앞쪽 아래에 움푹 들어간 부위이다.

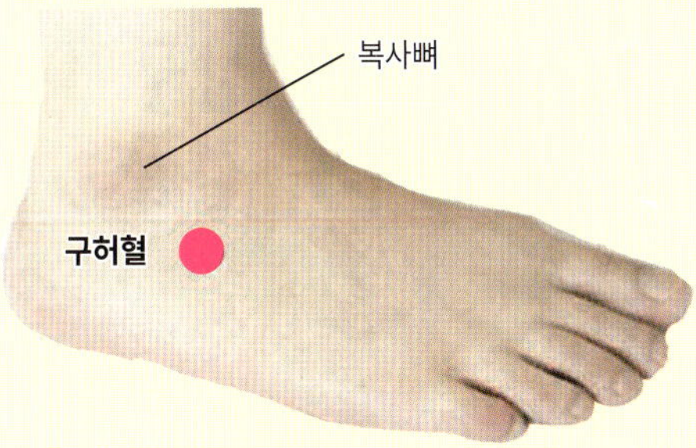

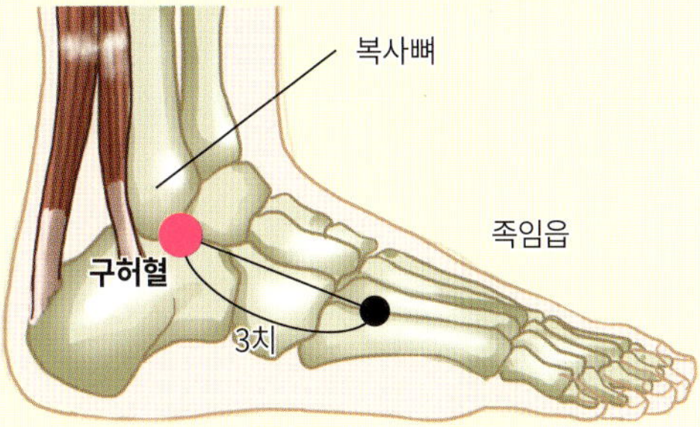

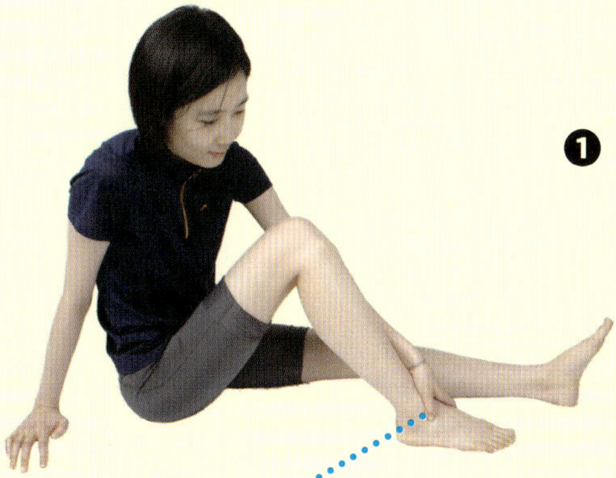

❶ 통증자는 편안한 자세로 앉아 통증이 있는 쪽의 다리를 사진과 같이 굽힌다.

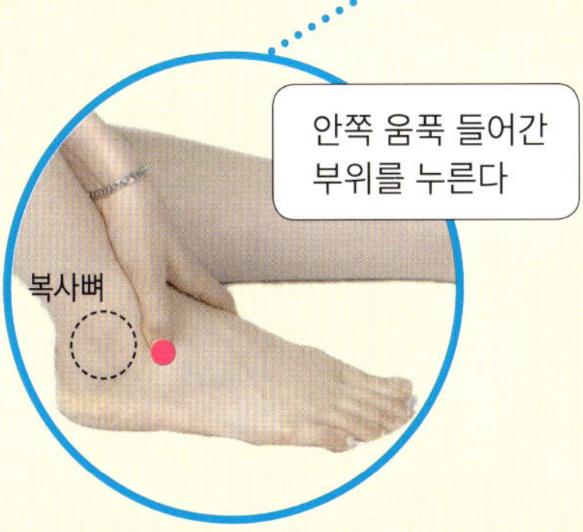

❷ 통증이 있는 반대쪽 손으로 복사뼈 앞쪽 움푹 들어간 부위를 엄지손가락으로 누른다.

구허혈은 담경에 위치하고 있으며, 외측으로 발생한 좌골신경통을 치유하는 혈이다. 또한 발목이 삔 경우와 옆구리가 결릴 때에도 효과적이다.

구허혈 AM요법

1 가족 및 다른 사람이 도와주는 구허혈 파트너 AM요법

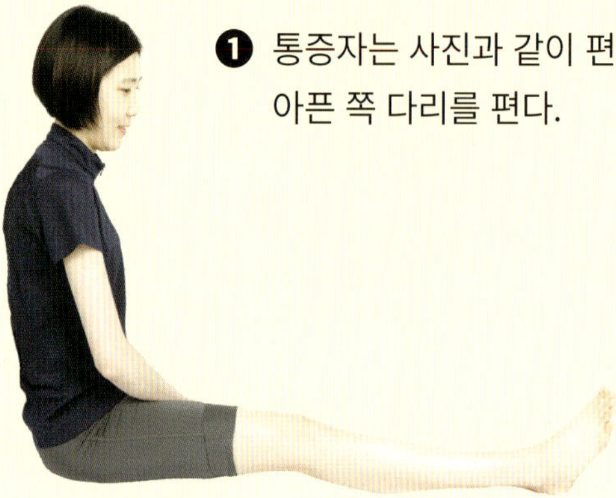

❶ 통증자는 사진과 같이 편안하게 앉아 아픈 쪽 다리를 편다.

❷ 파트너는 구허혈이 너무 아프지 않을 정도의 적당한 압력으로 누른다.

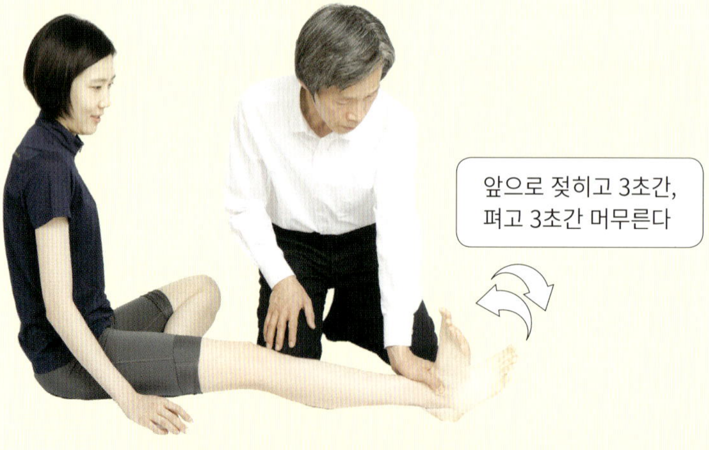

❶~❷ 동작을 5회 반복한다.

2 구허혈 셀프 AM요법

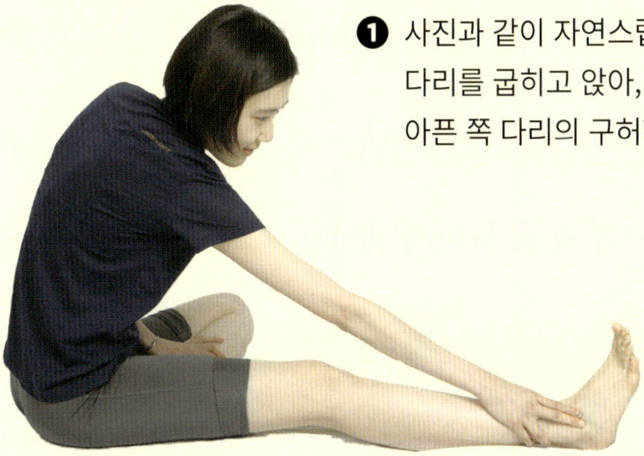

❶ 사진과 같이 자연스럽게 바닥에 한쪽 다리를 굽히고 앉아, 검지 또는 중지로 아픈 쪽 다리의 구허혈을 누른다.

❷ 발목을 발 등 쪽으로 젖혀 3초 동안 머무르고, 다시 발등을 펴고 3초 동안 머문다.

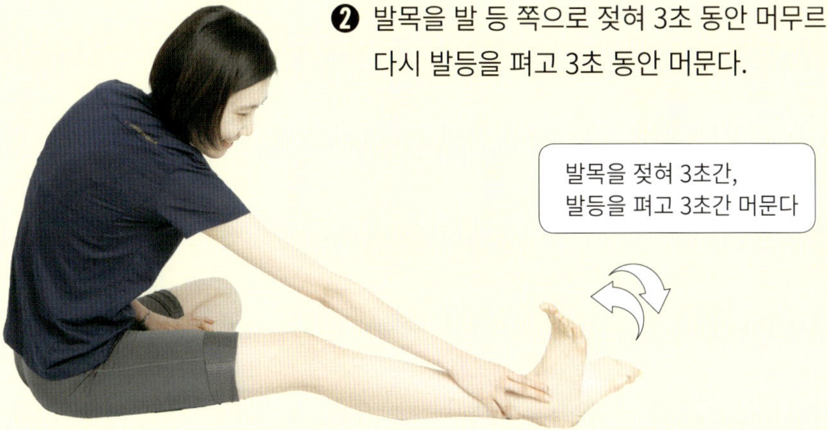

❶~❷ 동작을 5회 반복한다.

허리와 골반이 교정되고
통증이 동시에 치유되는 **AM요법**

5 경혈, 경락과 오장육부

01 경락과 경혈

경락은 인체의 기혈이 운행하는 통로이다.

몸 안으로 오장육부에 속하고
몸 밖으로는 전신에 분포되어 있다.

경이란 경맥을 가리키며 경락계통의 주요 간선이며,
낙은 낙맥을 가리키며, 경맥의 가늘고 작은 분지이다.

경락이란 경맥과 낙맥을 말한다.
도로로 말하면 경락은 대로이며,
낙맥은 대로와 이어진 소로와 같다.

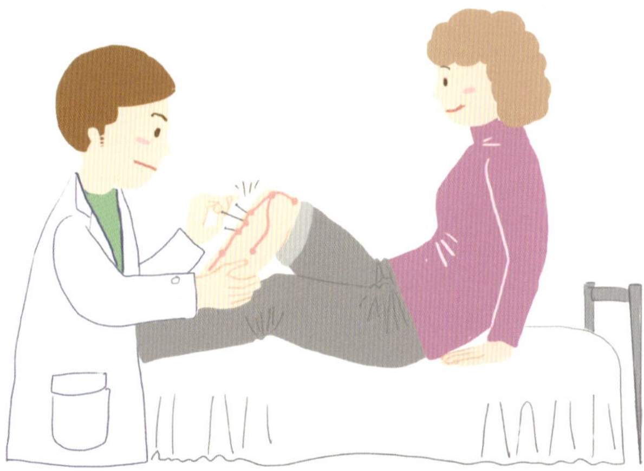

02 경혈과 오장육부

경혈은

오장육부와 경락의 기가 피부표면에 나타나는 부위이다.

경락 상에 위치한 경혈을 활용하여

인체의 기능을 조절하고

면역기능을 강화하여 질병을
예방하고 치료한다.

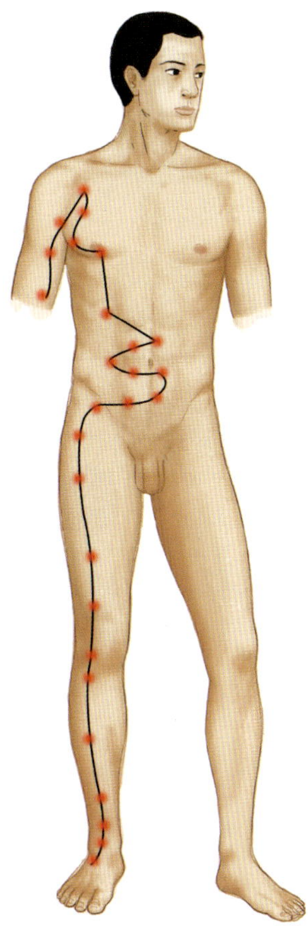

03 오장 육부와 오행의 관계

- 상생에 있어 목생화는 불은 나무가 있어야 화력이 좋아진다는 뜻으로 심장이 약한 경우에는 심장을 치료해서 효과가 부족하면 간을 추가해 치료하는 원리이다.
- 상극에 있어 수극화는 불은 물로 끄는 원리와 같이 심장에 열이 심한 경우 심장을 치료해도 효과가 없으면 신을 추가해 치료하는 원리를 말한다.

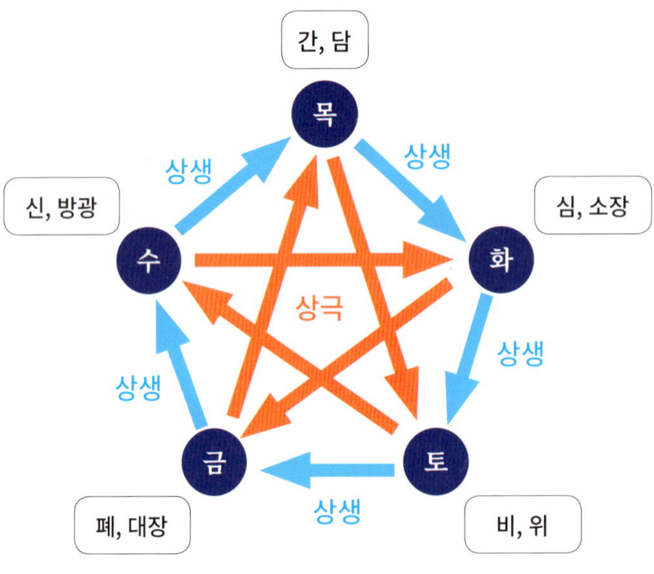

오행의 원리

오행의 개념

오행의 오(五)는 목(木) · 화(火) · 토(土) · 금(金) · 수(水)를 뜻하고, 행(行)은 운행(運行)을 뜻하므로, 오행은 천지만물(天地萬物)이 생성변화(生成變化)하는 법칙을 말한다.

① 목(木)의 성질

목은 수목이 성장하는 형태인 곡직(曲直)으로 쭉쭉 뻗어나가는 특징이 있다. 간(肝)은 막히는 것을 뚫어주는 소설(疏泄) 기능이 있어 간은 목에 속한다.

② 화(火)의 성질

화는 불이 위로 타오르는 현상인 염상(炎上)으로 온열, 상승의 특성이 있어 심(心)은 화에 속한다.

③ 토(土)의 성질

토는 땅이 농작물을 조화롭게 기르는 현상인 가색(稼穡)으로 만물을 생하고 변화시키는 특성이 있어 비(脾)는 토에 속한다.

④ 금(金)의 성질

금은 고쳐서 바꾸는 변혁의 현상인 종혁(縱革)으로 수렴(收斂)하며. 폐기는 숙강(肅降)하므로 폐(肺)는 금에 속한다.

⑤ 수의 성질

수는 물을 윤택하게 하고 시원하게 아래로 흐르는 현상인 윤하(潤下)이므로 신(腎)은 수에 속한다.

한의학에서는
우리 몸의 장기를 오장육부로 구분하고 있으며

오장은
인체의 건강을 유지하기 위하여 핵심적인 역할을 하고 있고,

육부는
오장의 기능을 보조하는 역할을 하는 것으로 구분하고 있다.

오장은
오행과 연결되어 있으며 이를 구분하여 설명하면

① 목은 간
② 화는 심장(심포 포함)
③ 토는 비장
④ 금은 폐
⑤ 수는 신장이다.

오장에 해당되는 각 장기에 문제가 생길 경우
치료에 사용되는 핵심 혈자리를 알아보자

1) 간

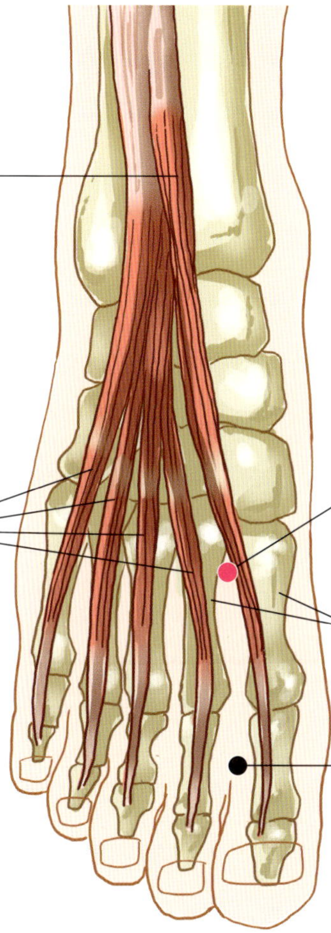

간을 진단하고 치료하는 경혈은 태충혈이다

간은 오행으로 목에 해당하며
우리 몸의 횡격막아래 우측에 위치한다.

간을 진단할 때 간경의 원혈인 태충의 우측과 좌측을 눌러

① 우측 태충만 아프면 급성으로 그리 심하지 않은 상태이며,
② 좌측과 우측에 통증이 심하면 만성으로 간 상태가 심각한 것으로 본다.

일반적으로 간 기능이 좋은 사람은
태충을 누를 때 아프지 않거나 약하게 느껴진다.

* 간의 상태가 아주 심각하게 나빠도
처음에 누르면 통증이 없는 경우가 있으나,
반복해서 누르면 통증이 심하게 나타나기도 한다.

태충은
엄지발가락과 둘째발가락 사이에 있으며
그 부위를 누르면 압통이 느껴진다.

❗ 원혈 : 그 경맥 중 으뜸이 되고, 원기가 가장 왕성한 혈

2) 심장

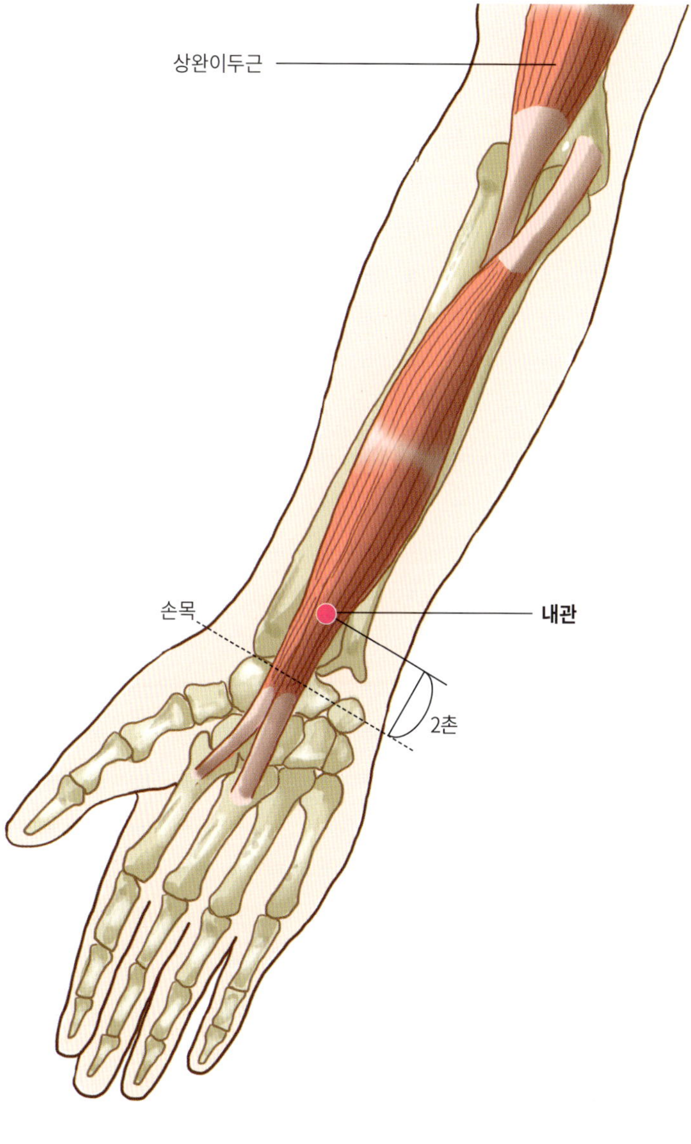

심장을 진단하고 치료하는 경혈은 내관혈이다

심장은 오행으로 화에 해당하며
우리 몸의 횡격막위의 좌측에 위치한다.

내관은 심포경의 낙혈로 심장을 진단한다.

대개 좌측과 우측을 눌러보아 좌측만 아프면 급성으로 심하지 않은 상태로 보며, 우측과 좌측에 심한통증이 발생하면 만성으로 심장의 상태가 심각한 것으로 본다.

일반적으로 아프지 않은 사람은 내관을 누르면 통증이 없거나 약하게 느껴지는데 심장의 상태가 아주 심각하게 나쁜 경우에도 처음에 누르면 통증이 없는 경우가 있으나, 반복해서 누르면 통증이 심하게 나타나는 경우가 있다.

손바닥 쪽 손목이 시작되는 위치에서 약 2촌(5cm) 떨어져있다.

낙혈 : 경맥에서 낙맥으로 갈라지는데 위치한 혈
심포 : 한의학에서 심장을 싸고 있는 보이지 않은 막이며,
현대의학으로는 자율신경과 관상동맥을 뜻한다.

3) 비장

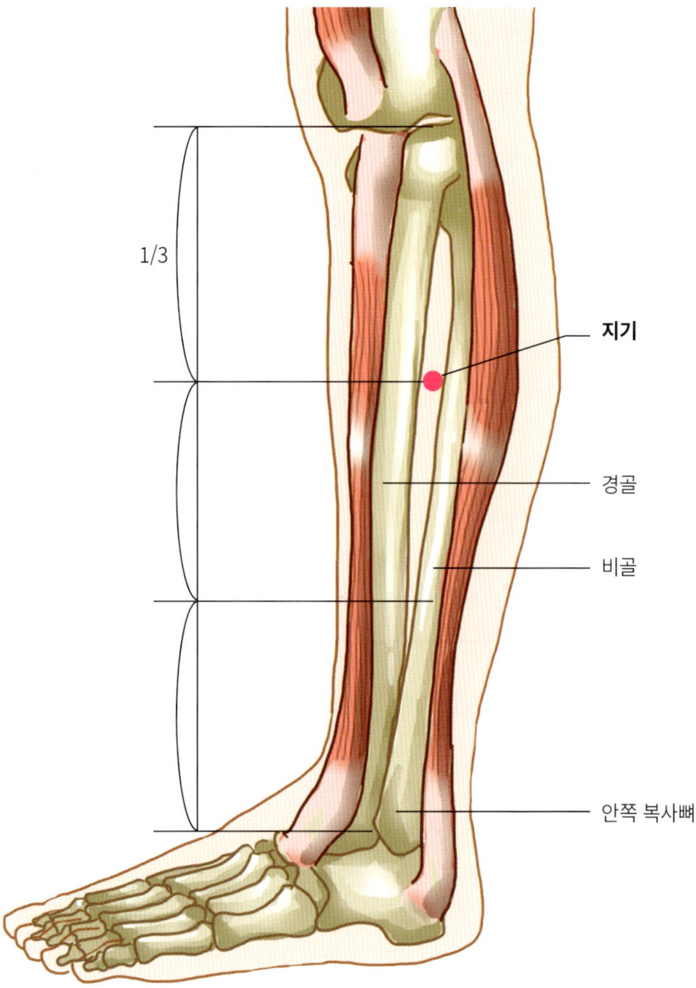

비장을 진단하고 치료하는 경혈은 지기혈이다

비장은 오행으로 토에 해당하며 우리 몸의 횡격막아래 좌측에 위치한다.

지기는 비경의 극혈로 비장을 진단할 때 좌측과 우측을 눌러, 좌측만 아프면 급성으로 그리 심하지 않은 상태로 본다.

그러나 우측도 좌측과 같이 심한통증이 발생하면 만성으로 보아
비장의 상태가 심각한 것으로 본다.

일반적으로 아프지 않은 사람은 지기를 누르면 통증이 없거나 약하게 느껴지는데 비장의 상태가 아주 심각하게 나쁜 경우에도 처음에 누르면 통증이 없는 경우가 있으나, 반복해서 누르면 통증이 심하게 나타나는 경우가 있다.

무릎뼈 꼭지와 안쪽 복숭아뼈를 연결하는 선을 긋고 위에서
1/3지점에 위치한다.

❗ 극혈 : 해당경맥에 반응이 가장 빠르게 나타나는 혈

4) 폐

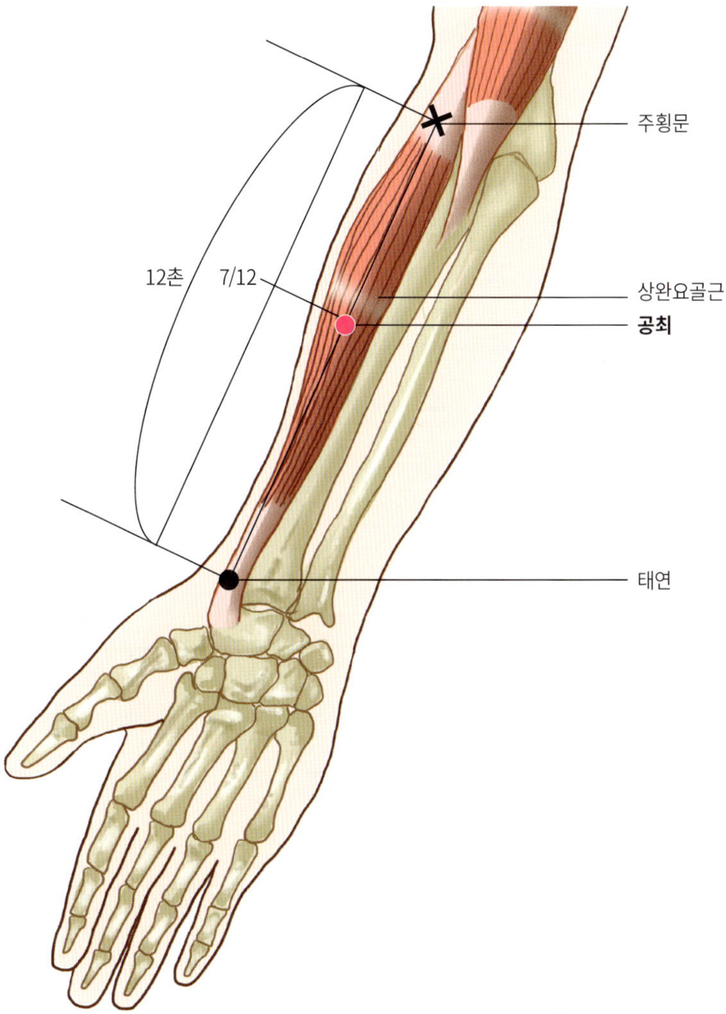

폐를 진단하고 치료하는 경혈은 공최혈이다

폐는 오행으로 금에 해당하며 우리 몸의 횡격막위의 양쪽에 위치한다.

공최는 폐경의 극혈로 폐를 진단할 때 우측과 좌측을 눌러보아 우측만 아프면 급성으로 심하지 않은 상태로 본다.

좌측도 우측과 같이 심한 통증이 발생하면 만성으로, 폐의 상태가 심각한 것으로 본다.

일반적으로 아프지 않은 사람은 공최를 누르면 통증이 없거나 약하게 느껴진다.
폐의 상태가 아주 심각하게 나쁜 경우에도 처음에 누르면 통증이 없는 경우가 있으나, 반복해서 누르면 통증이 심하게 나타나는 경우가 있다.

손목에서 팔꿈치까지 전체의 길이는 12촌이며,손목의 가로무늬에서 팔꿈치 관절 방향으로 약 7촌 정도 떨어진 거리에 위치한다.

❗ 극혈 : 해당경맥에 반응이 가장 빠르게 나타나는 혈

5) 신

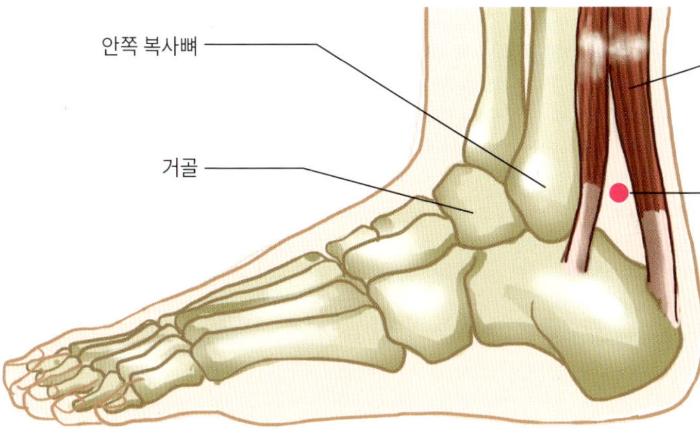

신장을 진단하고 치료하는 경혈은 태계혈이다

신장은 오행으로 수에 해당하며 우리 몸의 양쪽 옆구리 뒤쪽에 위치한다.

태계는 신경의 원혈로 신장을 진단할 때, 좌측과 우측을 눌러보아 좌측만 아프면 좌측 신장에 이상이 있으며,
우측만 아프면 우측 신장에 있는 것으로 그리 심하지 않은 상태로 본다.

좌측과 우측이 같이 심한통증이 발생하면 만성으로 보아 신장의 상태가 심각한 것으로 본다.

일반적으로 아프지 않은 사람은 태계를 누르면 통증이 없거나 약하게 느껴지며, 신장의 상태가 아주 심각하게 나쁜 경우에도 처음에 누르면 통증이 없는 경우가 있으나, 반복해서 누르면 통증이 심하게 나타나는 경우가 있다.

안쪽 복사뼈 중심에서 아킬레스건 사이의 중간지점에 위치한다.

❗ 원혈 : 그 경맥 중 으뜸이 되고, 원기가 가장 왕성한 혈

경혈 찾아보기

저자 **여 영 만**

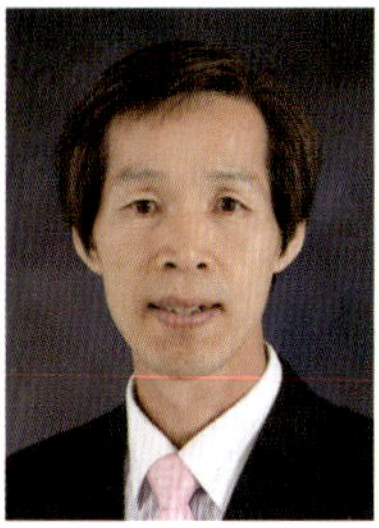

- 한의학 박사 / 원광대학교 한의학전문대학원
- 우석대학교 실버복지학과 외래교수
- 전주비전대학교 사회복지경영학과 외래교수
- 채널A 나는 몸신이다 "60회 몸신"
- 저서 : 88경혈요법, 바이바이통증

놀라세요! 3분 기적 **허리혁명**

초판 인쇄 / 2019년 4월 1일
초판 발행 / 2019년 4월 8일

발행인 김정찬
편집기획 김정찬, 정석환
일러스트 정석환
편집디자인 최민수

발행처 도서출판 정담
주소 서울특별시 송파구 송이로17길 50-27
(가락동 13-10) 2층
전화 02-443-2791
팩스 02-430-7370
홈페이지 www.jdb.co.kr
등록 제 22-135호

정가 15,000원
ISBN 978-89-8085-858-3